ハーバード&
ソルボンヌ大学
ドクターが教える!

超休息法

ハーバード大学
ソルボンヌ大学
医学部客員教授
根来秀行

徳間書店

はじめに

新型コロナウイルスのパンデミック（世界的大流行）、世界各地での戦争、地震などの自然災害、さらに、円安と物価高が続き、私たちの住む世界は激動の時代にあって、確かなものが少なくなってきています。

そのようななか、私の外来には、「なにか体調が優れない」「疲れがとれない」「気分が上向かない」「熟睡できない」など、不定愁訴を訴える患者さんが、ここ最近、急増しています。

新型コロナの流行が大きなきっかけになったのは確かですが、よくよく考えると、その数年くらい前から、そのような患者さんが増えてきていました。

それは、ネットやスマートフォン（スマホ）の浸透のタイミングと重なっています。とくにスマホの普及によって、生活環境は世界中で大きく変化しました。スマホによって生活が便利にはなったことは事実です。ですが、この地球上での自然に即した生活からは、どんどん離れていってしまっています。

スマホやネットによって、24時間制限なく仕事も遊びもできるようになり、地理的な制約もなくなりました。これは非常に便利である反面、24時間で自転するこの地球上で育まれ、受け継がれてきた遺伝子の働きには、大きく反することでもあります。

私の研究室では、スマホの登場以来、スマホによる生活習慣の変化がおよぼす体への影響の研究も続けてきましたが、コロナ渦以降、その影響が加速するようになっていることが判明しました。一方で、このような激動の時代において、どうすれば自分の体を守ることができるかということについても、科学的に理解が深まりました。

そのキーワードが、〝休息〟です。そこで本書は、長年、研究を積み重ねて得られた、激動の時代を健康に生き抜くためのノウハウを、休息というキーワードのもとにまとめました。休息にはさまざまな解釈があります。運動をたくさんしたあとに体を休めることは休息ですが、パソコンやスマホに向かって何時間も動かなかったあとは、むしろ体を動かすことが休息になるのです。また、究極の休息は、自律神経をある状態に整えたうえで、しかるべき正しい時間にとる睡眠といえます。

大切なのは、私たち人間に備わっている体内時計によるサーカディアンリズム、自律神経・ホルモンという2大制御システムを整えるための、戦略的な休息です。

はじめに

本書には「超休息法」というタイトルをつけましたが、これは単一のメソッドではなく、一日のさまざまな行動を、〝ある目的〟のために適正化していく方法です。

その〝ある目的〟とは、体を使った部分に、正しいタイミングで、酸素と栄養素がたっぷり含まれた血液を流すようにするということです。

「超休息法」は、体内時計に基づいてサーカディアンリズムを合わせ、自律神経を整えるための休息と、それによって実現できる質の高い睡眠によって完成する、体の生理的メカニズムをフル活用した戦略的な休息法であり、包括的な健康法なのです。

「超休息法」によって、体の必要な部分に血液が行き渡ると、体本来の力をフルに発揮できるようになります。

というわけで、本書ではこのあと、「超休息法」を理解し、実践するために必要な知識を、自律神経、体内時計、睡眠、運動、食事、呼吸法にフォーカスしてていねいに解説していきます。本書によって、心身と休息に対する理解が深まり、激動の時代を健康に生き抜くためのヒントを体得していただけたら幸いです。

根来　秀行

contents

第4章

正しい睡眠の質の高め方

第5章

正しい食事のとり方

第6章

超休息のための正しい呼吸法

序章

生きることは休むこと

日中のパフォーマンスを上げるには休息の質が大切

古代ギリシャ人医師で、医聖とも呼ばれるヒポクラテスは、病気を迷信や宗教から切り離し、科学的な医学を最初に発展させました。

ヒポクラテスは、病気を自然現象として客観的に観察し、病気の治療において人の体の自然治癒力を重視したのです。そして、病気から回復し、病気にならないためには、適切な食事、適度な運動、十分な睡眠、そして、休息が必要であると説いたといいます。

その後、長い年月が経ち、世界中でさまざまな医学研究が行われ、医学は大きく進歩しましたが、ヒポクラテスの考え方や倫理観は、今でも普遍的なものとして語り継がれています。

現代において私は、世界中のさまざまな大学医学部や病院で医師、医学者、医学教育者として活動しています。さまざまな難病や老化に対する研究を進めるなかで、そもそも病気にならないための研究や抗老化の研究も行うようになりました。その研究

生きることは休むこと

成果は一流アスリートのコンディショニングアドバイスにも生かされ、数多くの成果につながっています。

こうした最先端の研究や臨床経験を通してあらためてわかったことは、人の体本来の力の素晴らしさと重要性です。

そして、最新の研究では、**体本来の力を最大限引き出すためには、戦略的に休息をとることがとても重要であるということがわかってきたのです。**

ここで、そもそも、休息とは何かと考えてみてください。多くの方は、1日の疲れを癒すための睡眠や入浴を想像するでしょう。

仕事を終えて自宅でのんびりと過ごす時間、週末にゆったりカフェで過ごす時間、長期休暇をとっての旅行などをイメージする人もいるでしょう。一般的に休息とは、〝行っていたことをやめて心身を休めること〟と定義されています。

そのとおりですが、本書では、最先端の研究結果に基づいて、

① 脳における休息
② 体の制御システムにおける休息
③ 細胞レベルにおける休息

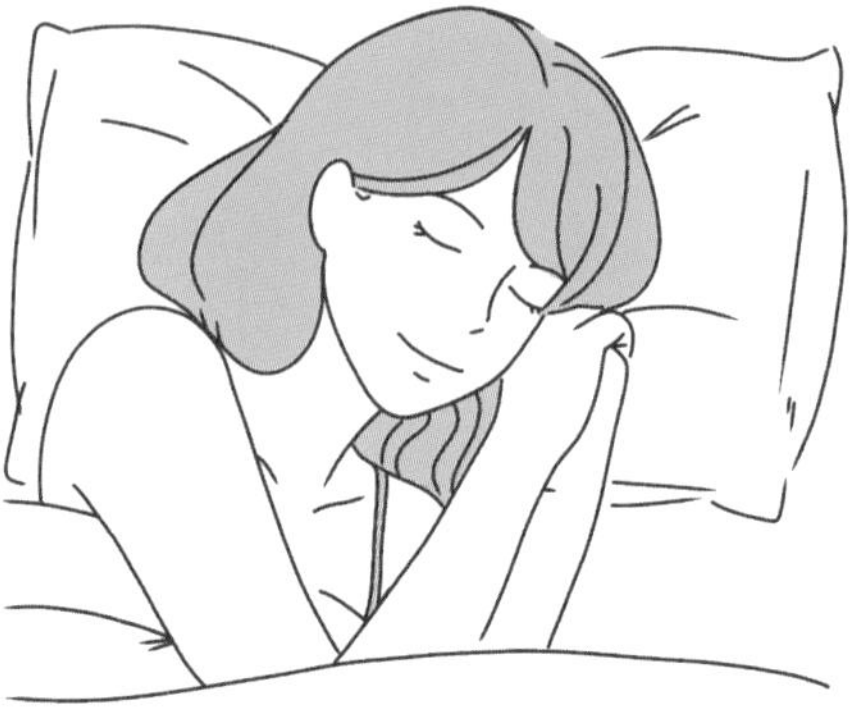

という3つの観点から、戦略的な休息のとり方を解説します。

戦略的休息は、体を使った部分に、正しいタイミングで、酸素と栄養素がたっぷり含まれた血液を流すようにすることを目的としています。

戦略的に休息をとることによって、休息の質を上げることは、日中のパフォーマンスを上げて病を遠ざける、最短かつ最善の方法になります。

私は、世界中の老若男女を診て研究を重ねてきましたが、その経験から導かれるベストな〝休息法〟を、この本を通じてみなさんと共有できたらと思います。

さて、人間は、24時間３６５日、覚醒

して活動し続けることはできません。

一定時間活動したら、疲労を取り除くために休む必要があり、日中の活動で傷ついた筋肉や内臓などを修復するための時間が必要です。それが〝睡眠〟です。

正しい睡眠によって、**正しく心身をリカバーできれば、1日の疲れを翌日に持ち越すことなく、高いパフォーマンスを維持することができます。**

つねに疲労感やだるさがある、いくら寝ても疲れがとれず寝足りないと感じる、朝すっきりと起きられない、集中力が続かない、という人は、まずは睡眠に問題がある可能性が高いといえます。

日本人の睡眠は質量ともに世界的にも最低ランク

睡眠は、休息の大切な柱の1つです。

ところが、**仕事や家事に忙殺される現代人は、睡眠時間が足りていない場合が多く、仮に睡眠時間が十分だとしてもその質が悪いことがほとんどです。**

2019年の「国民健康・栄養調査」（厚生労働省）によれば、20歳以上の21・8

%が「睡眠全体の質に満足できなかった」と回答しています。働き盛りの世代に限定すると30~39歳で29・2%、40~49歳で26・7%、50~59歳で26・1%となります。

また、「日中、眠気を感じた」と回答した人は、全体で34・8%。30~39歳で40・4%、40~49歳で37・5%、50~59歳で35・7%となっています。

つまり、日本の働き盛り世代の約3人に1人以上が、本質的に正しく休息できていないということがわかります。

睡眠については、質が良くないだけでなく、時間自体も不足しています。

前出の「国民健康・栄養調査」でも、睡眠時間が6時間未満の人が全体で39・1%、30~39歳で42・2%、40~49歳で47・7%、50~59歳で51・3%。

個人差があるとはいえ、働き盛り世代の約半数の方々が寝不足状態にあります。

これまでの日本では、睡眠時間を削って勉強や仕事をすることが美徳であり、努力の証明だと考えられがちでした。高度成長期のころには、「四当五落」という言葉が当たり前のように使われていました。

大学受験に際し、睡眠時間を4時間にして勉強すれば本命に受かる、5時間も寝て

日本人の睡眠時間

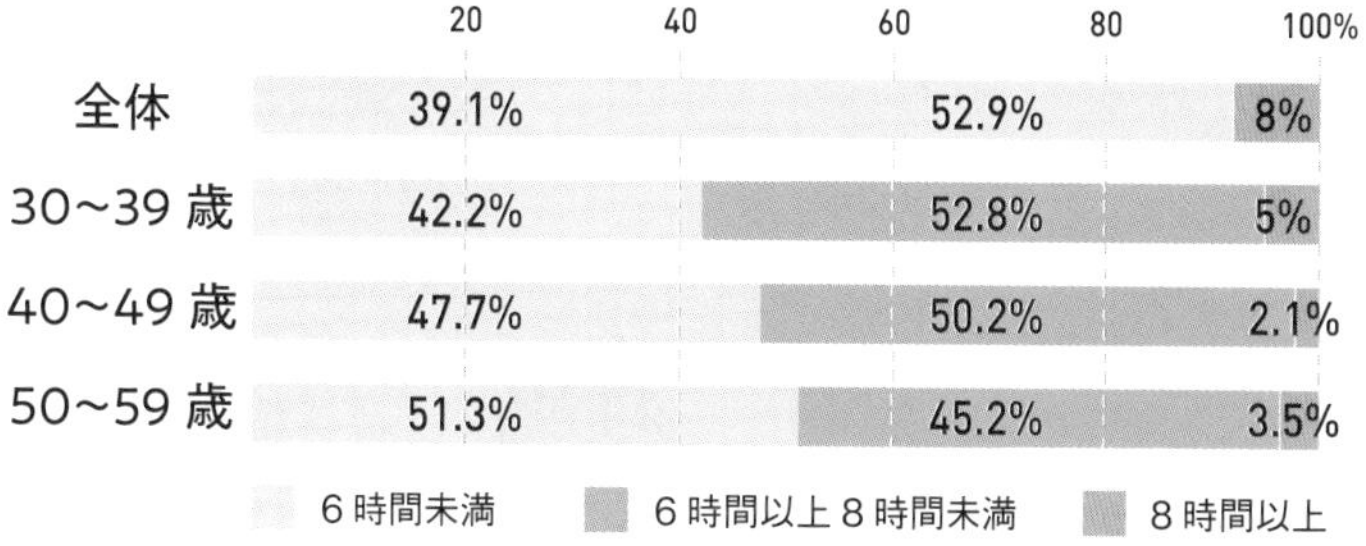

※「国民健康・栄養調査」（2019）を元に作図

いては受からないといった意味です。

そこに科学的根拠はありません。**4時間睡眠でも5時間睡眠でも睡眠は足りておらず、その状態を続けていては、勉強のパフォーマンスは落ち、心身のコンディションも悪化してしまいます。**

現代は、「四当五落」の時代に比べれば、睡眠の重要性について認識されるようになりましたが、一方でパソコンやスマートフォン（スマホ）などのＩＴ技術の普及によって、仕事でも遊びでも時間の制約がなくなってしまい、**長時間の残業や夜更かしが当たり前になっているという人も多いのではないでしょうか。**

２０１６年に発表されたアメリカのシン

睡眠不足による経済損失

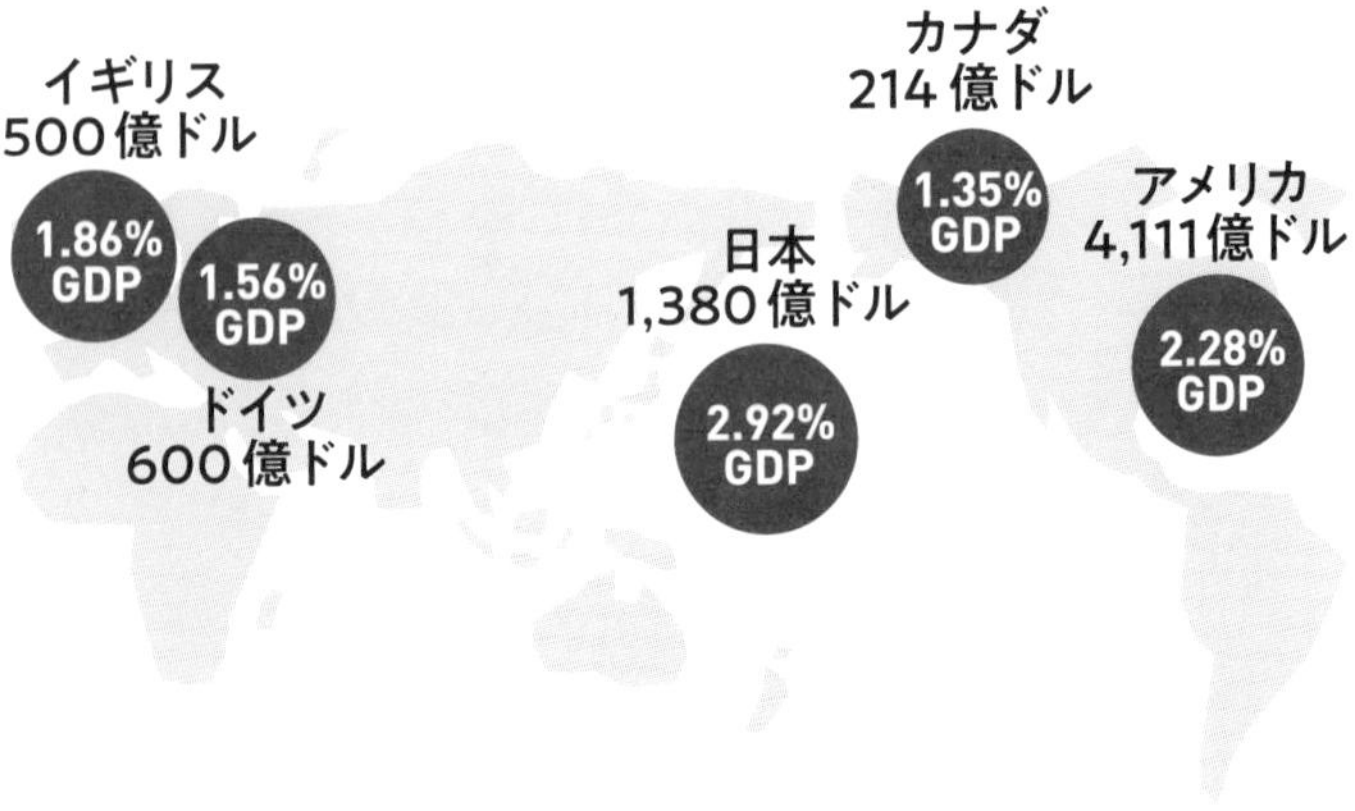

クタンク「ランド研究所」の調査によると、日本の睡眠不足を原因とした経済損失はGDP（国内総生産）の2・92％にあたる1380億ドル（約15兆円）。

調査対象となった5カ国（アメリカ、イギリス、ドイツ、カナダ、日本）の中で、GDPに占める割合は最大でした（金額はアメリカに次いで2位）。

つまり日本人は、正しい休息法を知らないあまり、個人としても国家としても、大きな損をしているということです。

裏を返せば、日本全体で睡眠不足を解消し、日中のパフォーマンスを高めることができれば、健康増進のみならず、さらなる経済成長がもたらされる可能性も充分あるということになります。

そして、まさにそのきっかけをつかむために、本書をご活用いただけたらと、強く願っています。

日常の休息こそが日常のパフォーマンスを決める

長時間の残業や睡眠不足が常態化すると、自身のパフォーマンスや、必要な休息、睡眠が足りているか否かを客観的に観察すること自体が難しくなります。

すると、**自分では十分に仕事をこなせていると感じていても、実際は休息不足でパフォーマンスが低下している可能性が高くなる**のです。

これは、私がアドバイスを行っているさまざまな現場においてよく遭遇することで、私の研究室で開発した最新のデバイスを用いた研究では、客観的な確認が可能になりました。

たとえば、普段から適度な休息と充分な睡眠がとれていない選手の例です。

1カ月後にマラソン大会を控えたタイミングで、好不調の波はあるものの、その時点で好調は保たれていたので、本番に向けてそれまでのスタイルを貫こうとしました。ところが、本番1週間前に急に睡眠がまったくとれなくなり、結果的に睡眠不足で本番に臨み、期待された好成績が得られませんでした。

一方、普段ほとんど休息もせず、睡眠時間を削ってまで働いていたり、勉強ばかりしていたりする例はよくあります。いざ重要なプレゼンテーションや試験を控えて睡眠時間を確保しようとしても、プレッシャーが強すぎて睡眠を取ることすらままならず、本番に失敗してしまうというパターンです。

良い睡眠は、それ自体、心身を再生する重要な休息時間ですが、実はその**良い睡眠をとるためには、日頃から日中の戦略的な休息が必要になるのです**。

現代の日本人の多くは、睡眠不足がパフォーマンスの低下につながることを認識しつつも、休息よりも、目の前にある仕事や家事、ストレス発散のための活動を優先しすぎてしまい、結果的に正しい休息、睡眠をとることができなくなるという悪循環に陥っています。

休息不足、睡眠不足、睡眠の質の低下が引き起こすのは、パフォーマンスの低下だけではありません。足りない休息と睡眠、質の悪い睡眠が常態化すれば、私たちの心

生きることは休むこと

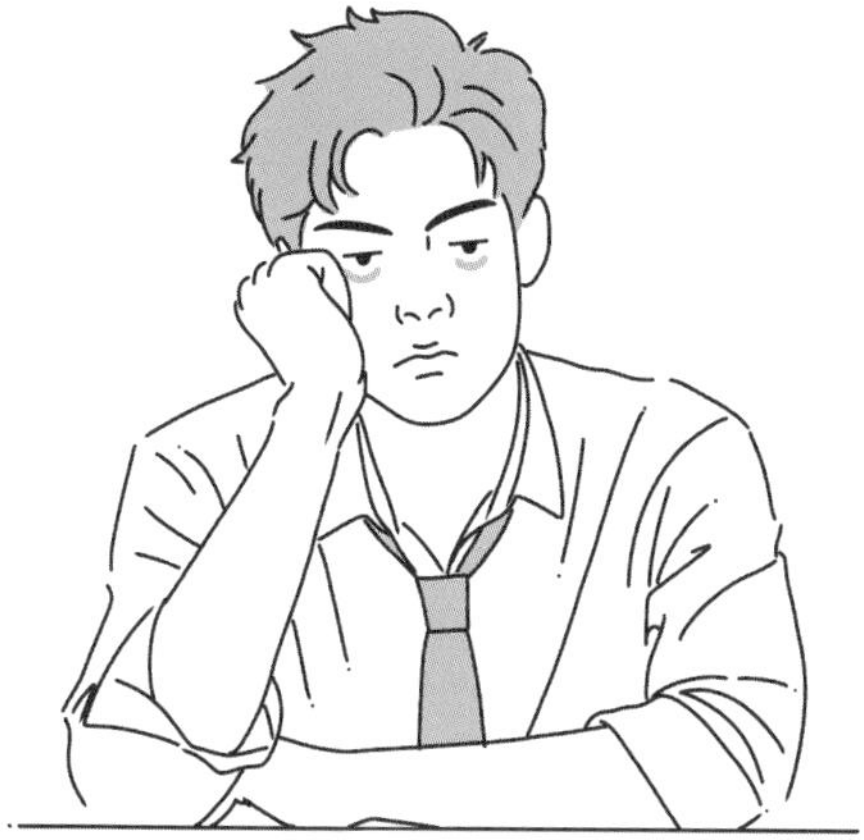

身のコンディションは悪化し、健康が蝕《むしば》まれていきます。

たとえば、免疫機能の低下、内臓機能の低下、高血圧・糖尿病、躁鬱病、認知症などのリスクの増大、老化の促進などが起こりえます。

自分では大丈夫だと思っていても、じわじわと心身は蝕まれ、ある日突然、トラブルとなって表面化します。

そして、表面化したときには手遅れとはいわないまでも、良好なコンディションに戻すのに、より多くの時間を費やし、苦労することがほとんどです。

2017年に、「睡眠負債」という言葉が流行語の1つに選ばれました。

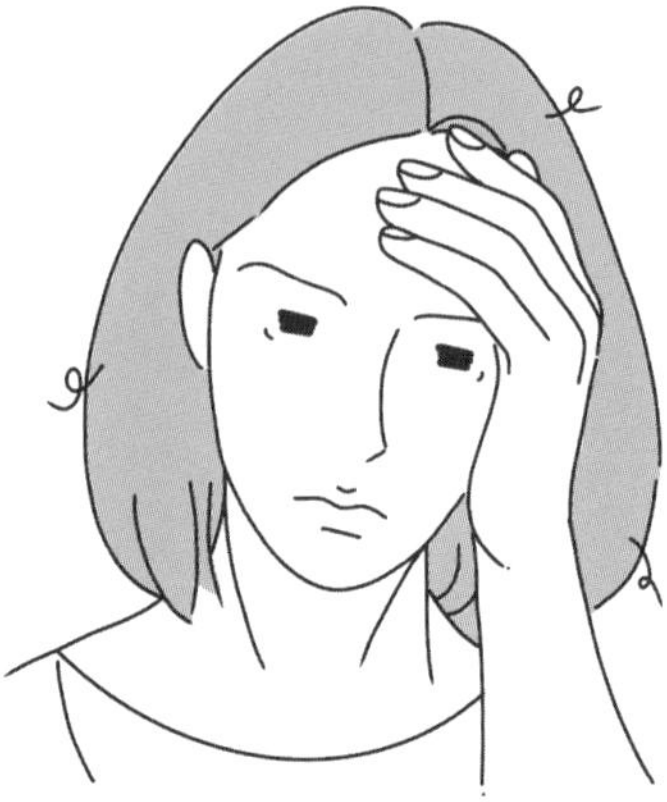

睡眠負債とは、睡眠不足の状態が慢性化し、借金のように蓄積している状態のことを指します。
睡眠負債を抱えている状態は、前述したとおり、パフォーマンスの低下や、心身のコンディションの悪化を招くことが、さまざまな研究でわかっています。

自身の健康や体力を過信せず、休息と、睡眠の量と質を確保することが、長く健康でいるためには不可欠になります。

人間には本来あるべきリズムとサイクルがある

同じ睡眠時間でも、午前0時から午前6時までに寝た場合と、午前3時から午前9時まで寝た場合では、中身が同じではありません。

また、まったく同じ時間帯に寝たとしても、質が良いか悪いかで、疲れのとれ方は大きく異なります。

詳細は後述しますが、休息の質、睡眠の質には、自律神経やホルモン、血管の状態が大きく関わってくるのです。そして、睡眠時間は多ければいいというわけでもないのが、難しいところでもあります。

みなさんご存じのとおり、地球は約24時間の周期で自転をしていて、昼と夜が交互にやってきます。

人間も含めた地球上のあらゆる生物が、この周期に適応するための生体リズムをつくり出す体内時計をもっています。

朝がきたら目が覚めて、昼の間は活発に動き回り、夜は自然と休息モードへと切り替わるといった基本的なサイクルは、体内時計によってコントロールされています。

睡眠と覚醒のサイクルに加え、ホルモン分泌や、血圧・体温調整などの体内環境の変化も、地球の自転にシンクロするように、ほぼ24時間周期のリズムでコントロールされているのです。

体内時計が刻むこのような生体リズムは、サーカディアンリズム（概日リズム）と呼ばれています。これまで人間のサーカディアンリズムは約25時間だと考えられてきましたが、私が研究を行っているハーバード大学医学部睡眠学教室の研究で、24時間11分の周期だということがわかりました。

サーカディアンリズムが乱れると、不眠などの睡眠障害が起こるだけでなく、高血圧や糖尿病、心臓血管系疾患、精神疾患のリスクが高まることがわかっています。

現代社会は、このサーカディアンリズムを乱しやすい環境にあります。

ですから、普段から意識的に過ごさなければ、知らず知らずのうちにサーカディアンリズムが乱れ、心身のコンディションを悪化させているということが起こりうるのです。

サーカディアンリズムは体内時計によってつくり出されますが、そのリズムにもっ

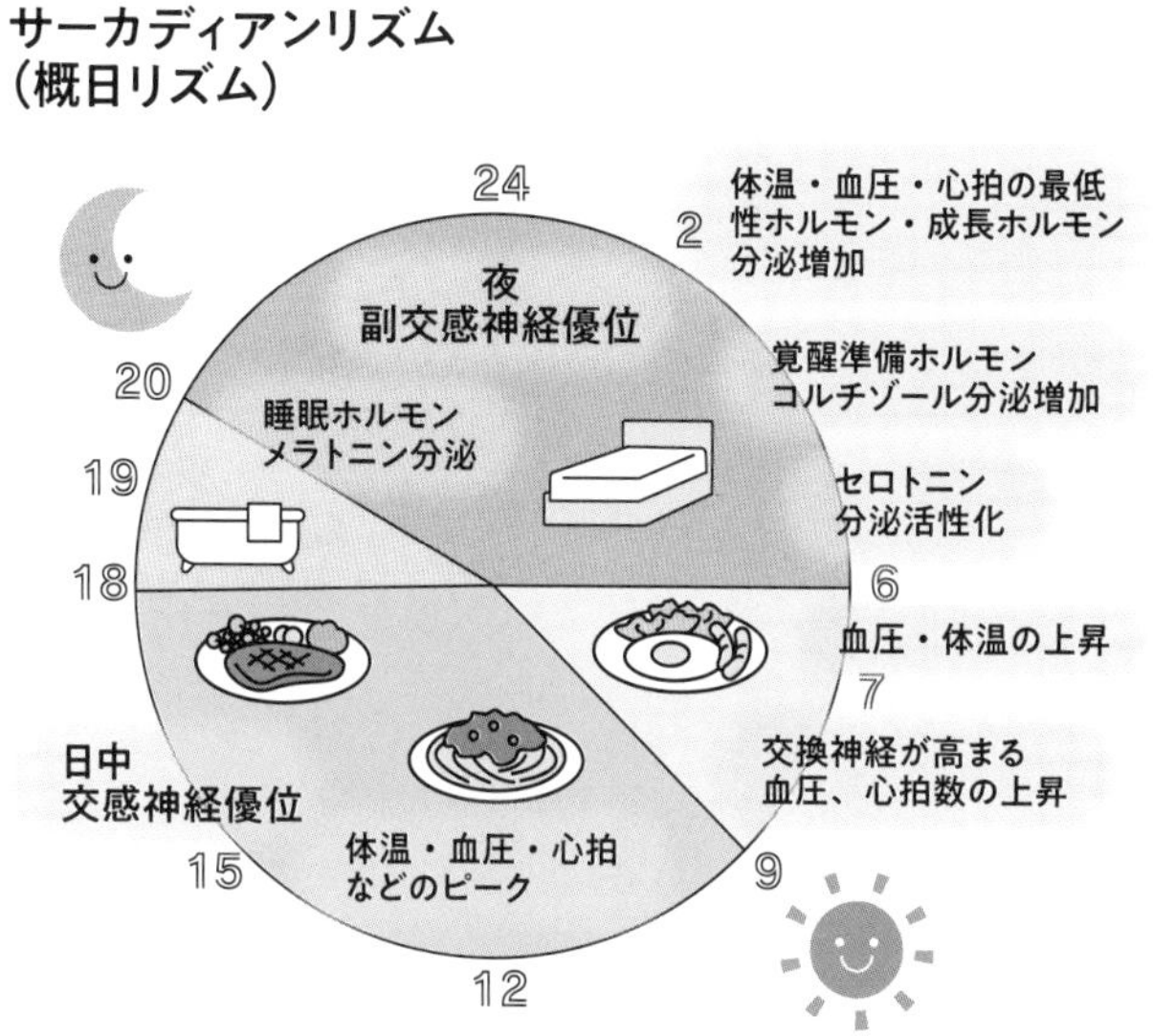

とも大きな影響を与えているのが光です。
　朝起きて太陽の光を浴びると体内時計はリセットされ、さまざまな体内のスイッチが押されて、自律神経、血圧、体温、代謝などが活動に適した状態になっていきます。
　くわしくは後述しますが、体内時計がリセットされると、睡眠に関わるホルモンであるメラトニンの分泌がストップし、同時に約15時間後にメラトニンが増えるスイッチが押されます。仮に午前7時に起きて朝日を浴びると、午後10

時ごろにメラトニンの分泌が始まり、体は就寝モードへと向かっていきます。

朝、目覚めたときに日差しを浴びると眠気が晴れていき、「今日も頑張ろう！」という気分になるのは、その光の刺激によって体内のメラトニンの濃度が一気に下がっていくからなのです。

そこで、問題になるのが現代社会の〝明るさ〟です。

パソコンやスマホの光、コンビニの照明は、体内時計に影響を与えるだけの強さがあるため、夜にそれらの人工的な強い光を浴びると、メラトニンが抑えられてしまいます。

メラトニンの作用によって深い眠りに落ちることで、体の修復・再生が進むのですが、夜に強い光を浴びてしまうと眠りが浅くなり、体がうまくリカバーされず、朝起きたときに疲れが残っているという状態が引き起こされます。

夜遅くまで残業をしてパソコン作業をする。就寝前のリラックスタイムにスマホやタブレットでゲームをする。ネットサーフィンをしたり、ＳＮＳでのやり取りを楽しんだりする。コンビニに夜食や夕食後のデザートを買いに行く。

誰しも身に覚えがある行動でしょうし、現代社会では当たり前の光景ですが、これ

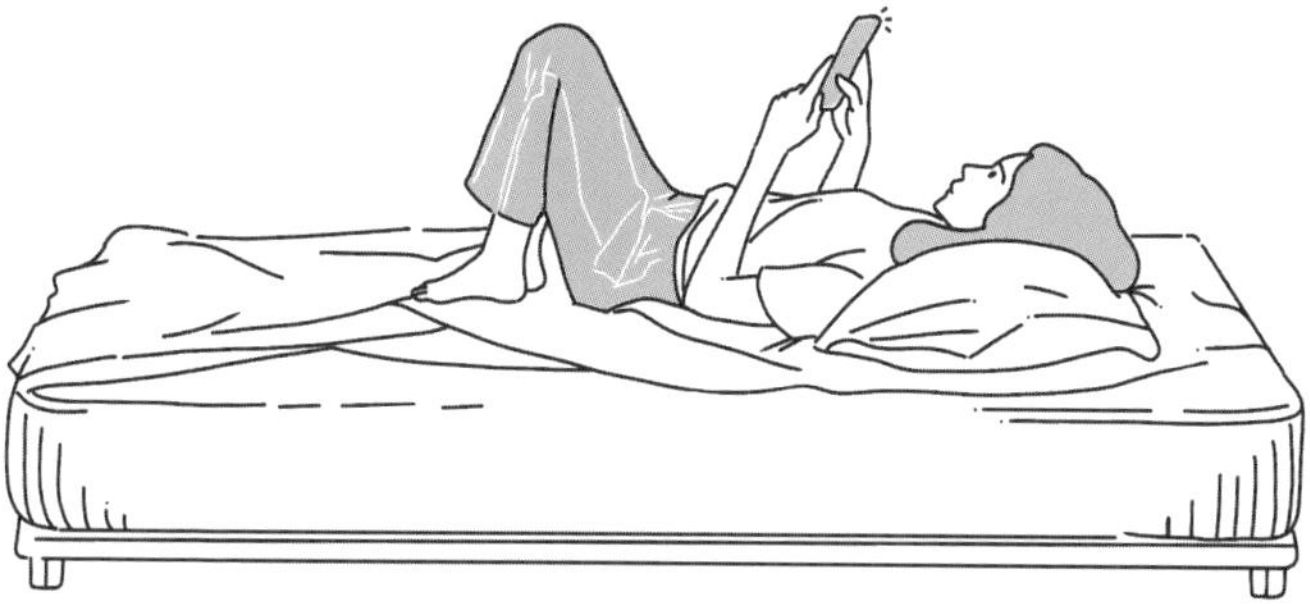

らの行動でメラトニンの分泌は抑制されてしまうのです。

メラトニンには、質の高い睡眠への誘導以外にも、免疫の機能を高めたり、成長ホルモンの分泌を促したりといった役割があります。

最近、疲れがとれにくい、以前よりも風邪をひきやすくなった、すっきりと起きられないといったことが起こると、加齢が原因かもしれないと考えがちですが、夜に強い光を浴びる生活習慣によって、サーカディアンリズムが乱れてしまっていることが本質的な原因である場合が多いのです。

世の中は日進月歩で便利になっていま

すが、私たち人間の体がもっている体内時計は、人類が誕生して以来、変わっていません。朝日を浴びて活動を始め、夜暗くなったら強い光を避けて就寝へと向かう。これが正しい休息の基本です。

運動は正しい休息のための重要な要素

休息と聞くと、のんびり休むことや寝ることを想像する人が多いと思いますが、体を積極的に動かすこと、活動的に過ごすことも休息の重要な要素です。

みなさんは、**アクティブ・レスト**という言葉をご存じでしょうか。

スポーツの世界ではよく使われる言葉で、日本語では積極的休養と訳されます。一言で説明するならば、体を動かしながら休養をするということになります。

アスリートたちは、シーズンを通して計画を立てる際、試合やレースの日、移動日、ハードにトレーニングをする日、軽めのトレーニングの日、そして休養日を設定します。試合やレースの翌日は休養日になることが多いのですが、まったく体を動かさずにのんびりしているということは基本的にありません。移動日や休養日でも、ジョギングやストレッチ、水泳など、体をほぐすように軽めの運動に取り組んでいます。何もしないでいるよりも、体を動かしたほうが、疲労を抜いて心身のコンディションを良好な状態に保つのに効果的だからです。

このアクティブ・レストのおもな目的は、血流を促すことと、筋肉のケアです。血流が促されることで、栄養や酸素が細胞へと届き、老廃物を除去することができます。また、運動には、細胞の修復に欠かせない成長ホルモンの分泌、毛細血管の増加といった効果があります。

ウォーキングやジョギングのようなリズミカルな運動の継続は、適度にストレス耐性を高め、幸福感を生み出すセロトニン分泌を促します。

仕事で疲れていると、帰宅後や週末は体を動かさずにゴロゴロしていたい、電車ではなるべく座っていたいし、階段ではなくエスカレーターを使いたいと思ってしまうものです。でも、そんなときほど体を少し動かしてあげたほうが、翌日のコンディションは良好なものになるのです。

もちろん、運動によって筋力や心肺機能が向上すれば、より疲れにくい体を手に入れることもできます。

ハーバード大学も勧める健康促進法

ビヘイビアヘルスとは、薬ばかりに頼るのではなく、行動や生活習慣を変えることで、病気にならない、より健康な体をみずからの手でつくっていくという考え方で、ハーバード大学が積極的に提唱しているものです。

現代人の生活は、前述したとおり、人間本来の生活サイクルやリズムから離れたものになりがちです。

夜になっても強い光を浴び続け（職業によっては昼夜が逆転してしまうこともあるでしょう）、座っている時間が長く、睡眠時間は不足がちです。そして、運動が足りていない人がほとんどです。

私たちの生活はますます便利になっています。そのぶん、現代は、正しい休息を意識的に取り入れないと、簡単に健康を損なってしまう時代であるともいえます。

肥満、脂質異常症、2型糖尿病、高血圧症、心疾患、脳血管疾患などの、いわゆる生活習慣病と呼ばれるものは、休養、運動、食事、睡眠、喫煙・飲酒などの生活習慣

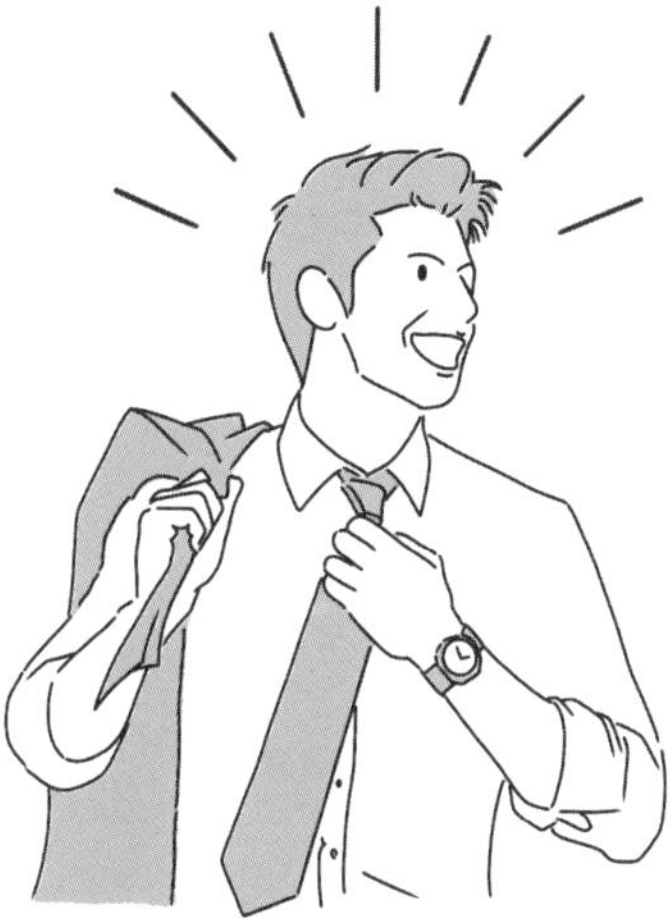

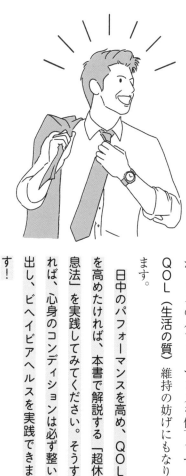

と深い関わりがあるためにそう呼ばれているのです。

生活習慣病は、死亡原因にもなりますが、日々のパフォーマンスを低下させ、QOL（生活の質）維持の妨げにもなります。

日中のパフォーマンスを高め、QOLを高めたければ、本書で解説する「超休息法」を実践してみてください。そうすれば、心身のコンディションは必ず整い出し、ビヘイビアヘルスを実践できます！

まずは、本書を最後まで読んでいただくことが、大いなる一歩になるはずです。

序章　生きることは休むこと

第1章 正しい自律神経の整え方

第2章　正しい体内時計の整え方

第3章　正しい睡眠方法

第4章　正しい睡眠の質の高め方

第5章　正しい食事のとり方

第6章　超休息のための正しい呼吸法

自律神経の波を整える

「超休息法」を実践するにあたって、まずは**自律神経の波**を整える必要があります。波の話に入る前に、少し自律神経の説明をさせてください。

自律神経は、ホルモンと並ぶ体の2大制御機能の1つです。

神経は、私たちの脳と体をつなぐ体内情報ネットワークのようなもの。脳と脊髄からなり全身に指令を送る役割を果たす中枢神経と、中枢神経と体をつないで情報の伝達を行う末梢神経があります。

末梢神経には、体性神経と、自律神経があります。

体性神経は、視覚や聴覚、痛覚といった外部情報を受容して中枢神経に伝達する知覚神経（感覚神経）と、中枢神経が出した筋肉を動かす指令を体の各部に伝達する運動神経からなります。

また、**自律神経は交感神経と副交感神経の2つに分かれます。**

1つの器官に対して相反する作用をして、自分の意思ではコントロールできない血

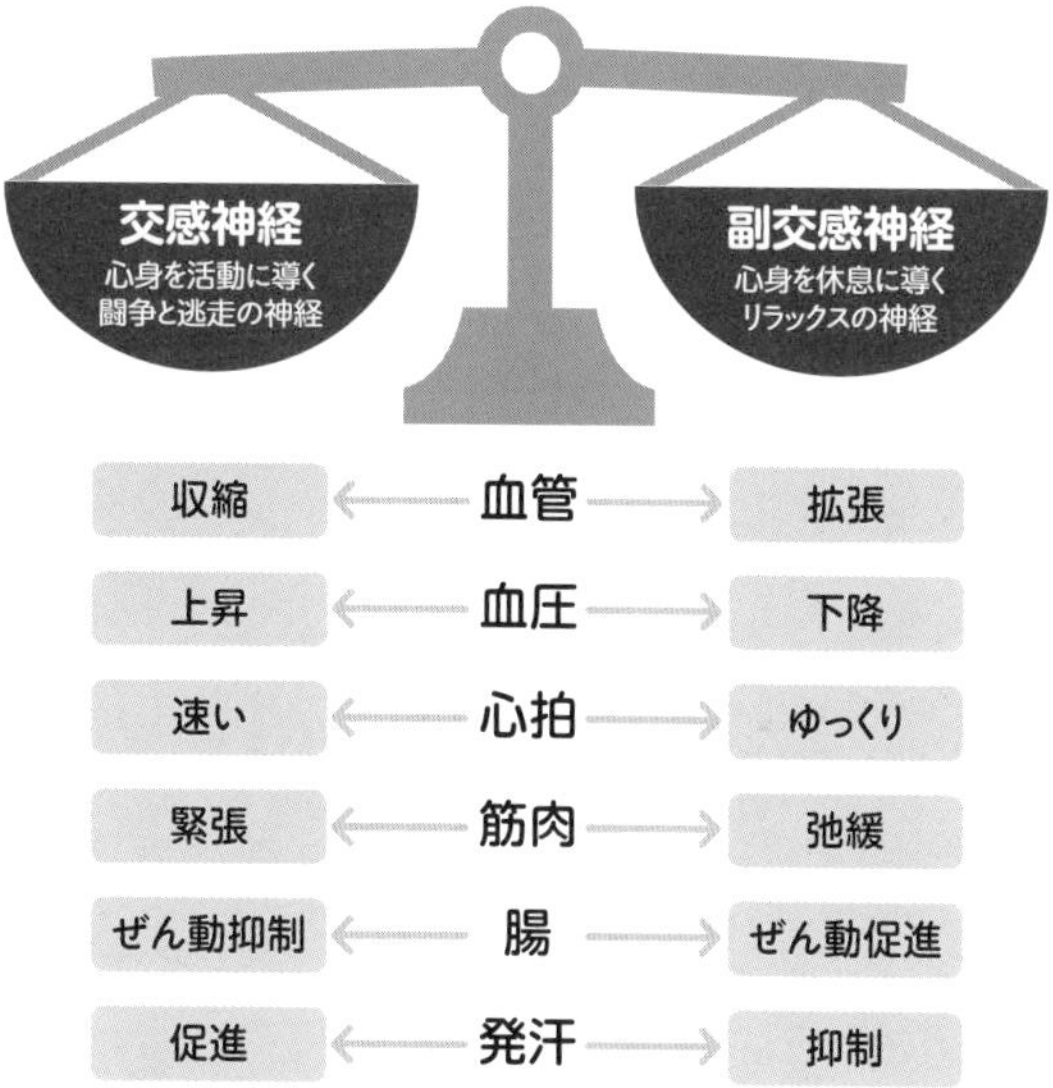

管や内臓、内分泌腺などを自動的に働かせ、体内環境を整えてくれています。

その名のとおり、自律的に働いている神経なのです。

意識せずとも24時間365日、心臓が拍動を続けているのも、呼吸を続けているのも、食べ物が自然に消化され栄養素が吸収されるのも、体温が上がりすぎたら汗をかいて調整されるのも、すべて自律神経の働きによるものです。

交感神経は、おもに覚醒しているとき、活動しているとき、緊張をしているときに働く神経です。

交感神経が優位になると、心拍数が上がり、血管が収縮して血圧が上がります。気管支が広がって呼吸は速くなり、肝臓でブドウ糖がつくられて血糖値が上昇します。脳や筋肉を俊敏に使うために、体の中心に血液が集められます。

一方で、胃腸への血流は抑えられ、消化活動が少なくなります。膀胱や尿道の筋肉も緊張し、腎臓の働きも抑えられるので、尿意もおさまります。

交感神経は「闘争と逃走の神経」ともいわれます。

何かに襲われたとき、戦ったり逃げたりするために体を臨戦態勢にするのが交感神経の役割だからです。

重要な試験や会議、スポーツの試合前などに、心臓がバクバクした、緊張したという経験は誰にでもあると思いますが、これは交感神経の働きによるものです。自動車に例えるなら、アクセルに相当するのが交感神経です。

一方、**副交感神経は、「リラックスの神経」と呼ばれています。**

副交感神経が優位になると、心拍数は下がり、血管は拡張して血圧は低下します。気管支は収縮して呼吸は遅くなります。

胃腸への血流は増え、胃液の分泌も増して消化活動は活発になります。

また、毛細血管への血流が増え、酸素や栄養素、ホルモンなどが末端の細胞まで送り届けられます。

脳や筋肉への血流は減り、心身ともに緊張がゆるんでリラックス状態になります。

交感神経がアクセルならば、副交感神経はブレーキに相当します。

現代人は交感神経優位になりがち

交感神経と副交感神経は、一方が優位となって働いているとき、もう一方の働きは控えめになります。

どちらかがゼロになるわけではありません。

20~30%ほどどちらかが優位になる状態を、状況に応じてシーソーのようにバランスをとりながら働いているのです。

たとえば、寒くて体が冷えてくると交感神経が優位になり、体を震わせて体温を上げようとします。

体内に食べ物が入ってくると、副交感神経が優位になり、胃腸の働きを活発にして消化します。

どちらかが強いと良くて、弱いと悪いというわけではなく、状況に応じてバランスよく切り替わり、パワーを発揮できる状態が理想的です。

仕事に集中したいときは交感神経優位に、就寝中、体を休めて疲労を取るときには副交感神経優位にといった具合が、健康的な状態だといえるでしょう。

交感神経が優位に働く状態だけが長く続くと、脳や筋肉に血液が集中するばかりで、胃腸などへの血流は減り、消化活動は抑制されます。体の末梢への栄養や酸素も制限された状態です。

体の修復や回復は後回しの状態ですから、そのままでいれば、心身ともに疲れ果ててしまうでしょう。

反対に、副交感神経が優位な時間ばかりが続くと、心も体もリラックスしすぎて、体の機能は鈍くなり、いざというときに対応できなくなってしまいます。

また、アレルギー症状が強くなりやすくもなります。

このような事態を避けるために、交感神経と副交感神経はバランスよく入れ替わり、

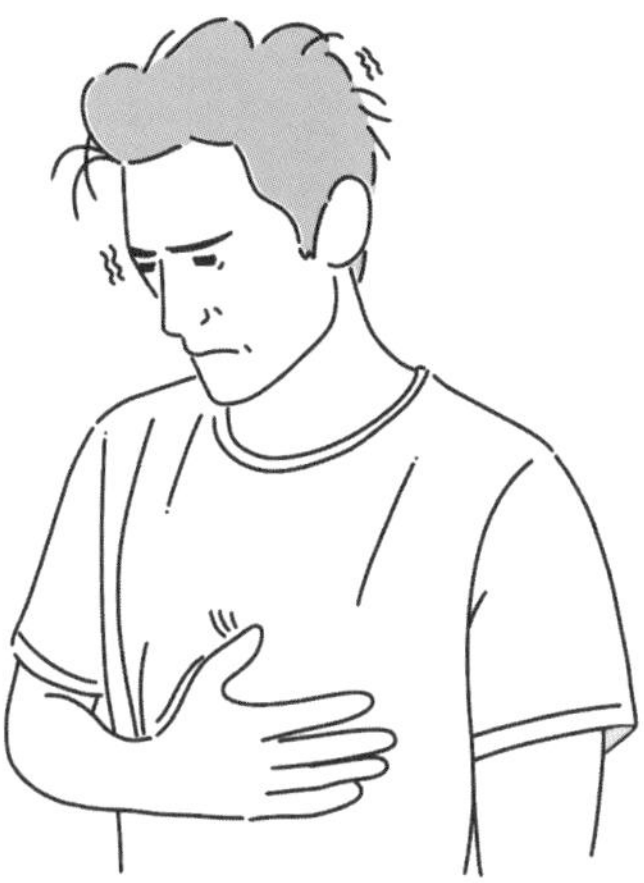

その機能を維持しているのです。

そして、**自律神経は体内時計とも連動しています。**

自律神経が理想的な状態では、朝日とともに活動するために交感神経優位になり、日中の間は継続し、日が暮れるころには、翌日の活動に備えて休息するために副交感神経が優位になります。

日中は交感神経優位、夜間は副交感神経優位という、基本の時間割で、2つの神経が切り替わるようになっているのが健康な状態です。

ところが、スマホなどの便利なツールが日常に入り込み、不規則でストレスの多い生活を送る現代人は、本来、副交感神経が優位になるべき夜になっても、仕事や遊びで活発に活動し、パソコンやスマホが発する強い光の刺激を浴びているため、交感神経優位に傾きがちです。

とくに近年は、心身の興奮状態が続いて、交感神経が過度に優位な状態で不眠に陥っている人々が多く見られます。

不眠に陥らないまでも、就寝中に副交感神経優位にうまく切り替わらなければ、夜間も毛細血管はギュッと収縮したままです。

全身の血管の99%を占める毛細血管は、副交感神経が優位な状態で緩んで血流が増え、全身の細胞に栄養素、酸素、ホルモン、免疫細胞を届け、老廃物、二酸化炭素を回収する重要な役割を担っています。

交換神経優位で毛細血管が収縮した状態では、細胞の修復と再生に欠かせないホルモンや栄養素、酸素が全身に行き渡らず、細胞からの老廃物の回収もスムーズに行えません。

不規則な生活が続けば体内時計自体も乱れ、本来、副交感神経が働く時間帯を交感神経がどんどん侵食していくという悪循環に陥ります。

そもそも、加齢とともに副交感神経が優位になりにくくなる性質もあります。

これでは超休息法の柱となる副交感神経優位な質の高い睡眠が不十分となってしまい、全身の細胞に必要十分な栄養素、酸素、ホルモンが届かなくなります。

その結果、身体の回復・再生の効率が低下します。

それは、さらなる自律神経系の疲弊を招き、慢性的な疲労感、寝ても疲れがとれないなどの症状につながり、生活習慣病のリスクも高めることになります。

重要なのは自律神経のメリハリ

夜にしっかりと副交感神経が優位になる波をつくるためには、日中の過ごし方が重要になります。

朝出勤し、終電まで仕事に追われるような生活をしていれば、交感神経にスイッチが入りっぱなしで、副交感神経への切り替えがなかなかうまくいきません。

とはいえ、何もしないでおとなしくしていればいいというわけでもないのです。

たとえば、昼の間ずっと自宅の部屋にいて、運動をせずにボーっとしていたとすると、自律神経はどうなるでしょうか。

私たちの体は体内時計によって、日中は交感神経が優位になってエネルギーを消費する活動を行うという時間割になっています。

その時間割に逆らって活動せずにいると、交感神経は本来の活発な働きをしないまま夜を迎えることになります。

日中に交感神経が優位になっていないと、夜になっても副交感神経のパワーが上がってきません。

平日の疲れをとるために、休日、昼までベッドでゴロゴロしていて、そのあとも部屋でのんびり過ごしていたら、夜になっても全然眠くならなかったという経験をしたことがないでしょうか。

疲れていないから眠くならないのだと思いがちですが、自律神経の切り替えがうまくいっていないせいで、夜に向けて体が就寝モードにならないのです。

つまり、**本当に有意義な日中の休息は、だらだら体を動かさないでゆっくりすることではなく、適度に体を動かしたり、刺激をインプットしたりすることで、適度に交感神経を上げることになります。**

日中ダラダラしていると感じたら、あえて体を動かしたり、何か刺激的なことに挑戦したりすることが、「超休息法」なのです。

定年を迎えた世代で、夜になっても眠れないと悩んでいる人を多く見ます。そういった方々には、仕事を辞めたことで日中の活動が極端に減り、交感神経の活動が上がらなくなっているケースが多く見られます。

日中、活動モードのときにしっかりと活動する。そして、体内時計のリズムに逆らわず、夜になったら強い刺激を避ける。そうすることで自律神経はバランスを保ち、スムーズに切り替わってくれるのです。

みなさんは、「冬季うつ病」という疾患を聞いたことがあるでしょうか。北欧など、冬季の日照時間が短く、寒さのために屋外での活動が極端に制限される地域に多く見られるうつ病の症状です。

冬の間ずっと日中の活動が制限されることで、交感神経が十分に働かないことが原因の1つとされています

日中に交感神経があまり機能していないため、夜の副交感神経も十分に働きません。すると、2つの自律神経の起伏がトータルで抑えられて、24時間ずっと平坦な状態になっていきます。

感情の起伏も小さくなり、結果的に落ち込んでしまうのです。

交感神経、副交感神経のどちらか片方がきちんと機能しなくなると、自律神経のバランスがとれず、心身のコンディションは悪化してしまいます。

自律神経のバランスは、免疫機能のバランスにも影響します。

交感神経が優位のときは、細菌と闘う顆粒球（白血球の一種）が増加しますが、交感神経が優位になりすぎて、顆粒球が増えすぎると、自分自身の組織を攻撃し始め、悪化すると口内炎や胃潰瘍、潰瘍性大腸炎といった組織障害を招きます。

一方で、副交感神経が優位なときは、ウイルスやがん細胞と闘うリンパ球が増えますが、増えすぎるとアレルギーを引き起こしやすくなります。

つまり、メリハリとバランスが重要なのです。

トップアスリートも意識して実践

実は、自律神経の働きというのは可視化することが可能です。心臓の動きは、自律神経によって制御されています。心拍数が60だったとき、1秒に1回拍動が起こるわけですが、よく観察すると心拍間隔には揺らぎがあります。

その揺らぎは副交感神経が優位のとき大きくなり、交感神経が優位だと小さくなります。

この心拍の揺らぎを解析することによって、交感神経と副交感神経のバランスのみならず、これまで計測することが難しかった自律神経の総合力、トータルパワーも計算できます。

自律神経のトータルパワーとは、簡単にいうと、交感神経、副交感神経の力を合算した自律神経の総合力で、元気度、疲労度の重要な指標となります。

私が医師になったばかりのころは、心電図を拡大したものをプリントアウトして、スケールで揺らぎを計り、データを表に書き入れ、計算をしていました。1人の被験者の短時間の自律神経の状態を確認するのも大仕事だったのです。

ハーバード大学の私の研究室では、自律神経のバランスとトータルパワーをを手軽に計測できるセンサーとアルゴリズムを開発して、いち早くそれを研究や臨床に取り入れました。まずはトップアスリートのパフォーマンス向上をサポートするために活用しました。

もっとも積極的にデータを活用して成果を上げたのが、とあるメジャーリーグのチームです。

このデバイスを用いて、選手たちの自律神経が試合中にどのような動きをするのか、そして、どんな条件のときに高いパフォーマンスを発揮できるのかというデータを収集し、パフォーマンスの向上や健康状態の改善に役立てていました。

投手がマウンドに上がる直前や、打者がバッターボックスに入る直前には、基本的には交感神経が優位になるものですが、投げる瞬間、打つ瞬間に交感神経が振り切れるほどに高まっていればいいかというと、そういうわけではありません。

交感神経が高まりすぎているのは力みすぎている状態で、普段どおりのパフォーマンスが出せないことになるのです。

交感神経が激しく高まりやすい選手には、たとえば、バッターボックスに入る前のルーティンに、私が研究開発した呼吸法を入れるなどして、いったん交感神経を下げる、上がりすぎを抑えるということを実践してもらいました。

また、セットアッパー、ストッパーと呼ばれる、試合の後半になって自分の出番がやってくる投手たちは、そのタイミングにうまくピークをもってくる必要があります。

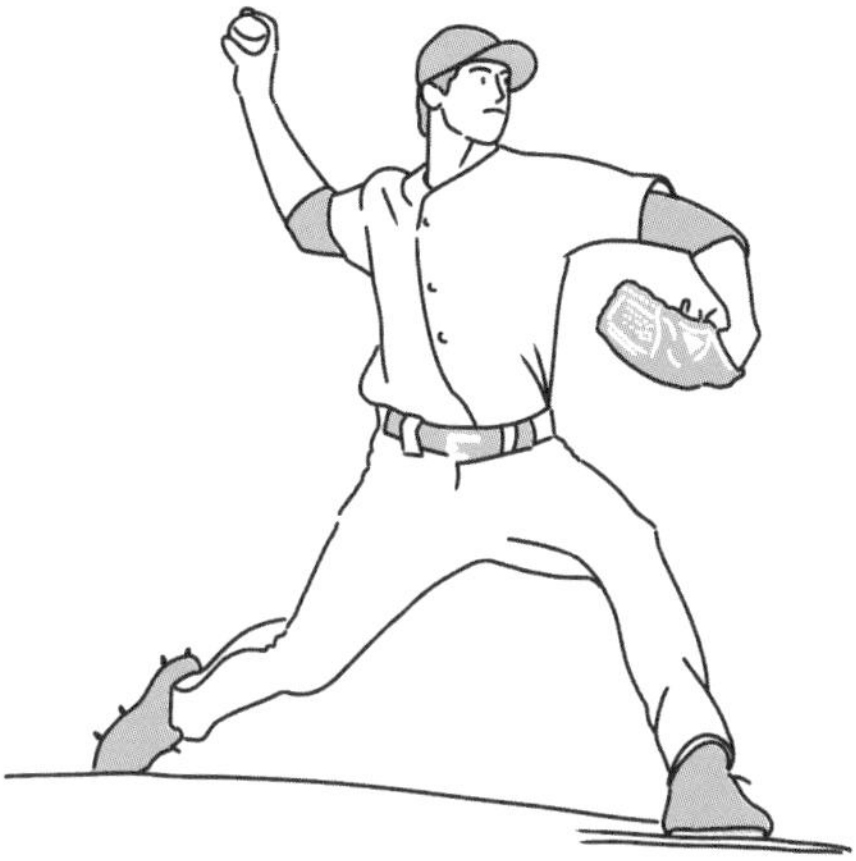

その場合、24時間の生活スタイル全体を見直して、適宜戦略的な休息をちりばめることで、本番で体の状態も自律神経の状態も最高になるように、サーカディアンリズムと自律神経、睡眠を合わせるということを実践しました。これが好成績につながり、チームの勝利につながりました。まさに、超休息法の勝利です。

ナイトゲームの場合、試合終了は夜遅い時間になります。

興奮状態で試合を終えると、なかなか副交感神経優位に切り替わらず、疲れているのに寝つけないといったことがよく起こります。

しかし、正しく休息しなければ、当然、

疲労が蓄積し、パフォーマンスを維持してシーズンを乗り切ることが難しくなってしまいます。

そこで、なるべく就寝時に副交感神経優位の状態をつくり出すために、日中、不必要な場面で交感神経が上がりすぎないように気をつけ、試合終了後には呼吸法や入浴などを活用して意識的に副交感神経優位の状態をつくる、といったことを実践してもらいました。この呼吸法は「超休息法」の大きな武器となるので、後半でじっくり解説します。

メジャーリーグのチームとの取り組みを通して、あらためて自律神経のメリハリとバランスが心身のコンディションに与える影響の大きさを再認識しました。もちろんそれは、トップアスリートだけでなく、私たちにも当てはまるものなのです。

「超休息法」とワーケーションの研究

みなさんは、「ワーケーション」という言葉をご存じでしょうか。

ワーク（仕事）とバケーション（休暇）を組み合わせた造語で、一般的に、リゾート地などの自然豊かな環境で、心身を休めながら仕事をすることを指します。

新型コロナウイルスの感染拡大をきっかけに、リモートワークが広がったことで、ワーケーションも注目されるようになりました。

各自が自分の裁量で、好きな場所で好きな時間に仕事をするワーケーション。この新しい働き方は、労働生産性への影響などの観点から関心が寄せられ、導入を検討する企業も増えています。

その一方で、労働者の健康にどれだけ有益なのかということは、科学的にはわかっていませんでした。

ワーケーションは医学的にどの程度有益なのでしょうか。

それを明らかにするために、日本国内大手企業数社の協力を得て、従業員にワーケーションを行ってもらいました。これは同時に、「超休息法」の理論を実際の日常生活のなかで検証する実証実験でもありました。

研究の対象は、大手民間企業の従業員20人〈平均年齢33・9±8・9歳、BMI〈ボディマス指数〉22・3±2・8、体脂肪率26・5±9・3％、男性9人、女性11人〉でした。

全員が在宅勤務経験者で、前年の職場健診で異常を指摘されていない非喫煙者です。千葉県勝浦市または静岡県浜松市の海岸沿いにあるリゾートホテルで、4泊のワーケーションを行ってもらいました。

その前後、およびホテル滞在期間中に、動脈硬化の進行に関する検査を実施したのです。

ワーケーション中のスケジュールは次のとおりです。

・7時＝起床（日光を浴びてコップ1杯の水を飲み、朝食とシャワーを済ませ、リンパマッサージを受ける）
・9時〜11時30分＝ミーティングおよびリモートワーク
・11時半〜12時＝ウォーキングか、ラジオ体操などの音楽に合わせたエクササイズ
・12時＝昼食、そのあとに仮眠
・13時＝仕事開始
・16時＝仕事を終了
・18時〜19時＝ジョギングまたは筋力トレーニング
・20時〜21時＝夕食

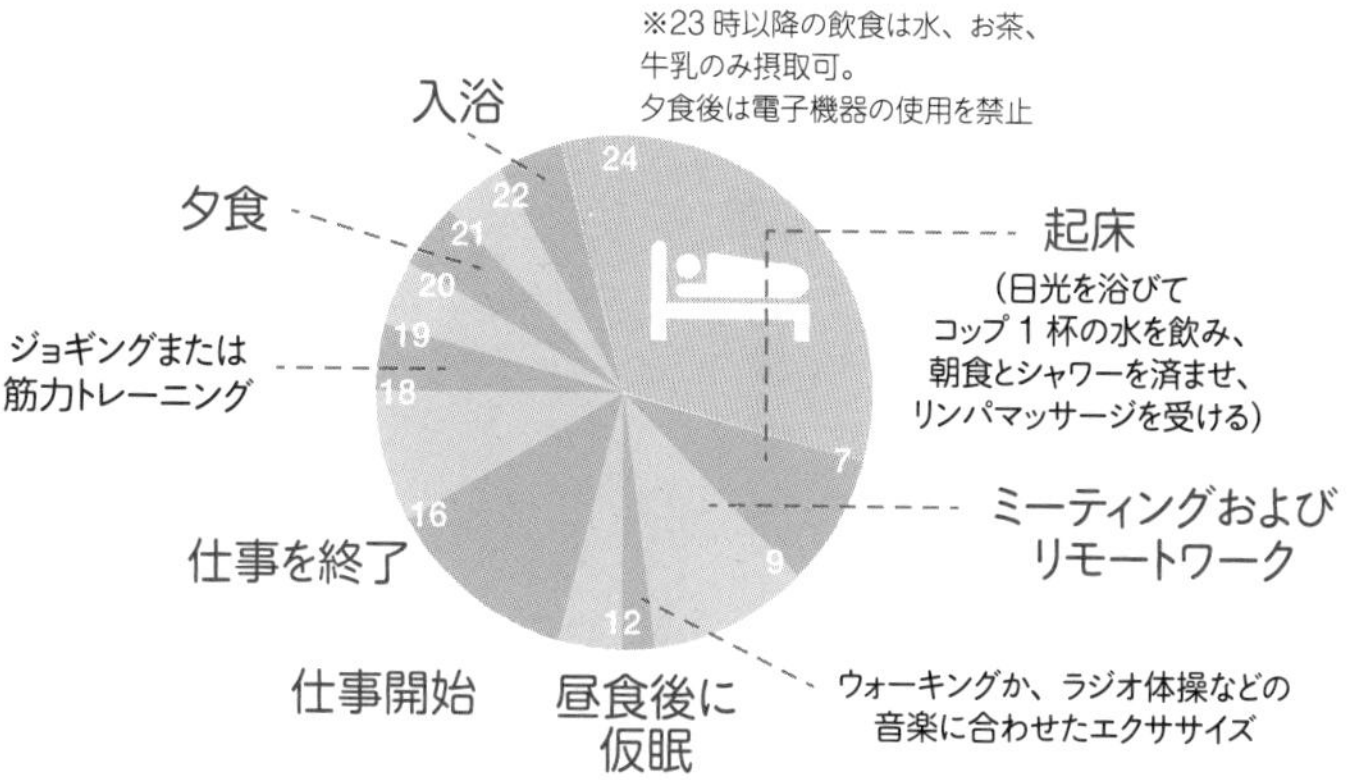

・22時＝入浴

※23時以降の飲食は水、お茶、牛乳のみ摂取可。夕食後は電子機器の使用を禁止

動脈硬化関連の検査として、朝食前に、AVI（中心動脈の血管壁の硬さの指標）、API（末梢動脈の血管壁の硬さの指標）、血圧、心拍数を測定しました。

また、研究参加者には3軸加速度センサーと携帯型心電計を身に着けて過ごしてもらい、それらのデータから、身体活動量や自律神経機能の評価も行いました。

研究結果の詳細は論文にまとめ、国際的な医学誌「Healthcare」に掲載されていますが、ＡＶＩとＡＰＩについては、いずれもワーケーション期間中はベースライン（ワーケーション前）よりも低く保たれていました。

測定部位や測定日による違いはあったものの、血圧についてもベースラインより低い値が複数のポイントで確認され、心拍数は滞在２日目に下がる傾向がありました。

そして、自律神経については、ワーケーション期間中、睡眠時の高周波（ＨＦ）成分がベースラインよりも有意に高いというデータが取れました。これは、睡眠中の副交感神経の活性が高まったことを意味します。

簡単にまとめると、適切なワーケーションは、睡眠の質を改善し、動脈硬化の進行を抑える可能性があることが科学的にわかったのです。

この論文を発表したのは、２０２２年10月のことでした。

以降もワーケーションや「超休息法」についての研究を続けていますが、サーカディアンリズムを意識しながら規則正しい時間に食事をし、積極的に運動と休息を取り入れて睡眠の質を上げる「超休息法」の理論は間違いないといえます。

午前中に交感神経が上がらない理由

たしかに、ワーケーションの研究で行ったような生活リズム・労働時間を、日常的に保つのは難しいでしょう。

しかし、正しく休息できていない典型的な現代ビジネスパーソンの生活パターンは、心身への負荷が大きいこともまた事実です。

蓄積した疲労や体へのダメージが大きな疾患となって現れる前に、生活習慣にメスを入れ、休息の質を上げていく必要があります。

では、現代のビジネスパーソンの生活は、自律神経にどのような影響をおよぼしているのでしょうか。

日本のビジネスパーソンを対象にした実証実験のデータのサンプルを、いくつか見てみましょう。

ビヘイビアヘルスに対する意識が高まると同時に、生活習慣改善のためのヒントが見つかるはずです。

次ページのグラフでは、実線が交感神経、破線が副交感神経の動きを表しています。横軸は時間で、縦軸はパワーになります。日中は交感神経のパワーが高い位置に、夜は副交感神経のパワーが高い位置にあるのが理想です。

では、Aさんのデータを見ていきましょう。

1日目は、お昼までは交感神経が活発に働いていますが、午後になるとパワーダウンしています。

睡眠が足りていないのか、疲労がたまっているのではないかと考えられます。

この日の仕事は午前0時過ぎまで続いたようです。

自宅に帰り、入浴をしたあたりで副交感神経が大きく上がっていますが、残業で緊張が続いたせいか、就寝後は交感神経優位の状態が続いてしまいます。

この状態では、睡眠時間が確保できたとしても、十分な回復は見込めません。

そして2日目、前日の仕事が深夜遅くまで続き、睡眠の質が悪かったからか、午前中も交感神経の活動が上がってきていません。

仕事のパフォーマンスもおそらく良くなかったであろうと想像できます。

Aさんの Before Day1、Day2、Day3 グラフ

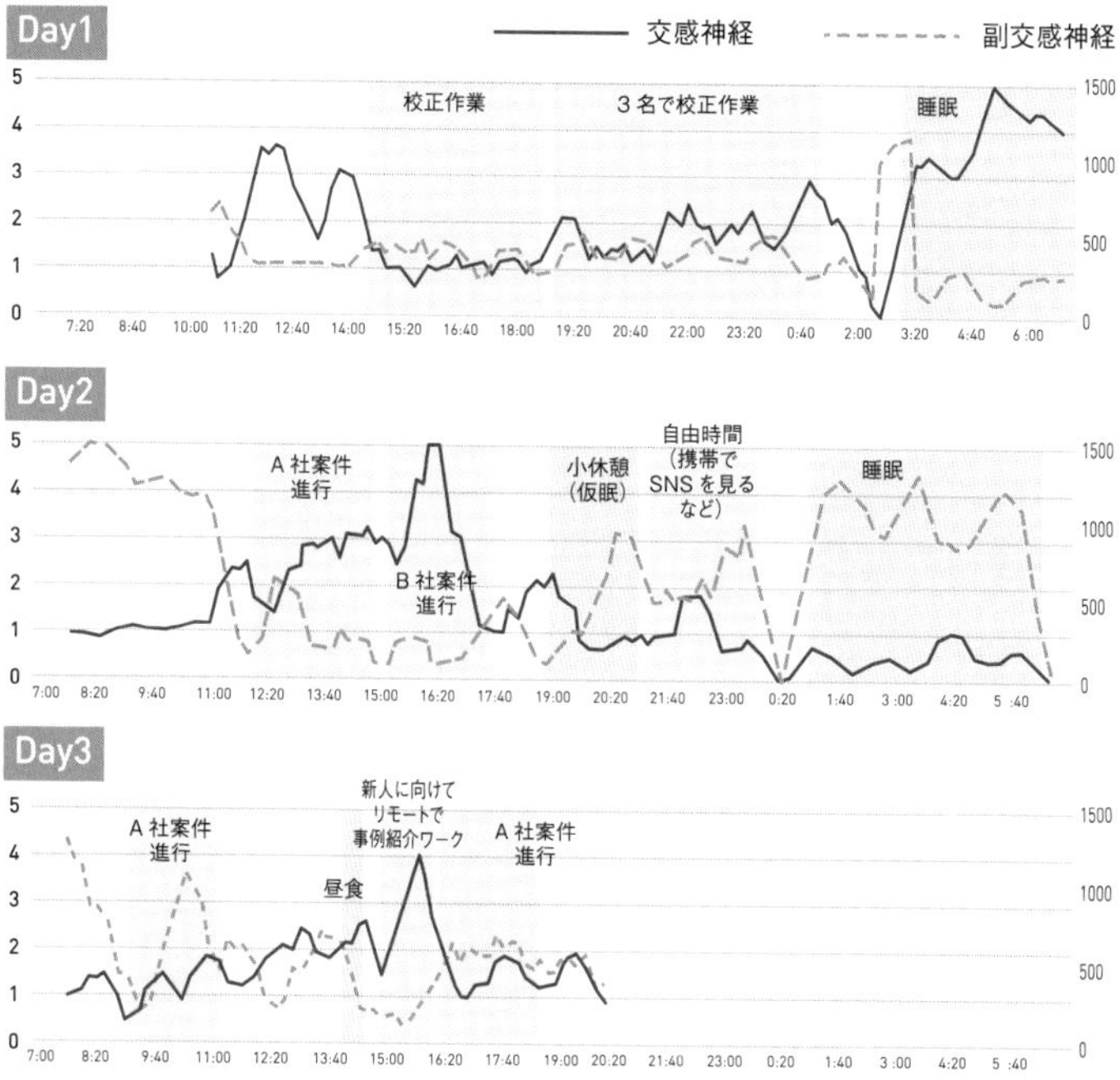

2日目は仕事を早く切り上げて仮眠を含む休憩をとれたことで、夜に向かってうまく副交感神経が上がってきているのがわかります。

3日目、やはり午前中は交感神経が上がってきません。残業で夜中まで交感神経が上がっているのが常態化して、睡眠の質が低下しています。

朝日を浴びる、朝食をとるといった、朝のリズムをつくるためのルーティンが確立されていないことがわかります。

運動不足（Aさんの3日間の平均歩数は4500歩程度）といったことが原因として考えられますが、午前中に交感神経が上がってこないのが日常化していることがわかります。

朝スッキリと起きられない、午前中はなかなか仕事がはかどらないといったことに心当たりがある方は、Aさんと同じような、午前中に交感神経が上がってこないパターンに陥っている可能性があります。

次に見ていただくグラフは、Aさんに4日間のワーケーションに取り組んでもらった際の自律神経のデータです。

Aさんのワーケーション中 Day1、Day2、Day3、Day4 グラフ

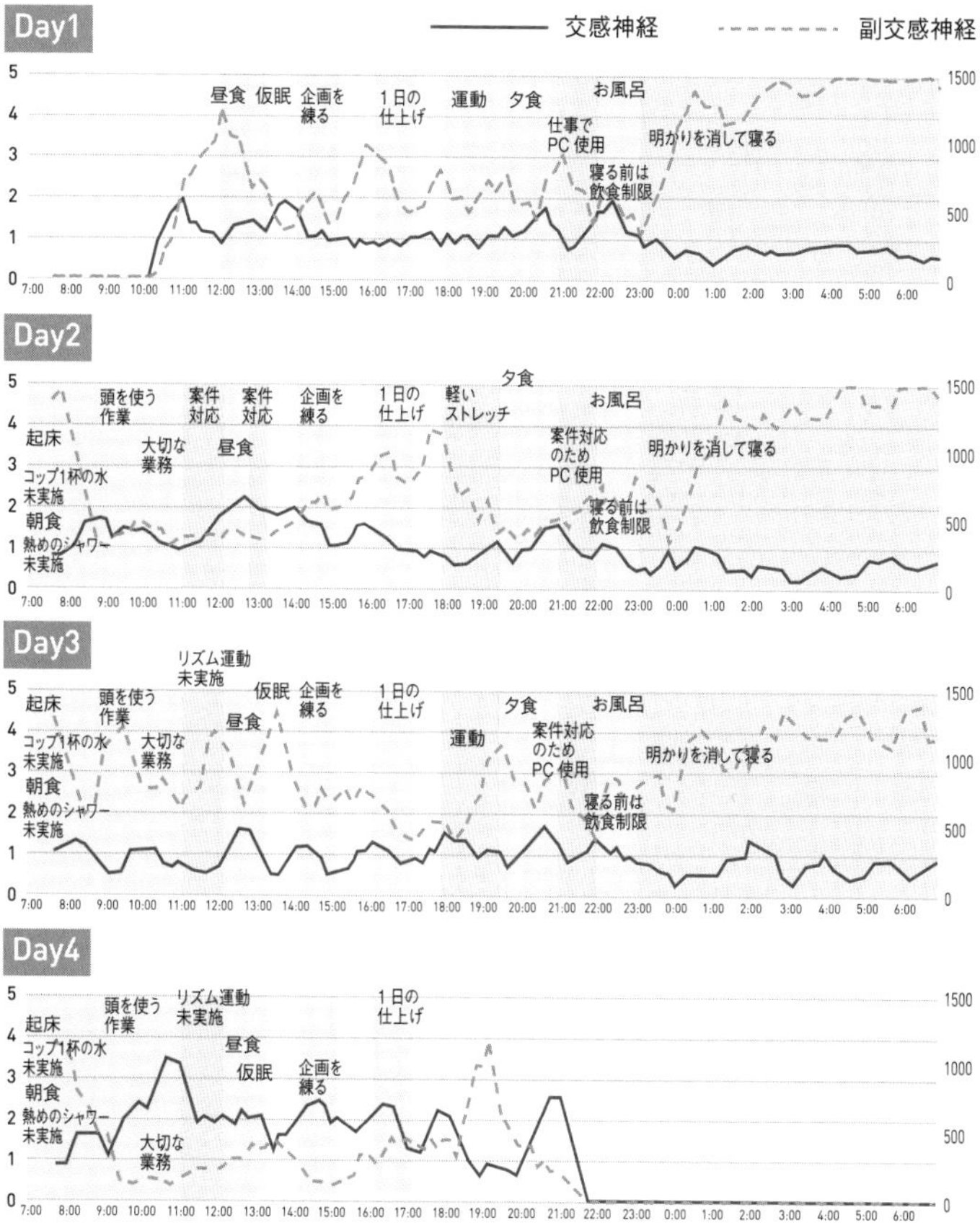

一目見て、1日目から3日目まで、睡眠中にしっかりと副交感神経が上がっていることがわかります。そして、3日目まではワーケーション前と同様、日中になかなか交感神経が上がっていません。

しかし、4日目になると、朝からしっかりと交感神経が上がってきているのがわかります。自律神経の波は理想に近づいたといえるでしょう。

たった数日間のワーケーションでも、自律神経のメリハリ、サイクルを取り戻すことは可能なのです。

別の方のデータも見てみましょう。

Bさんの平均睡眠時間は7時間。ベッドに入る時間もそれほど遅いわけではなく、それだけを見ると、十分な休息ができているように感じます。

しかし、睡眠中、とくに明け方に交感神経がかなり上がってきており、熟睡できていない可能性が高いといえます。日中も副交感神経が高くて交感神経が低い時間帯が多く、自律神経の波は理想とはかけ離れています。

睡眠時間が十分にとれているはずなのに日中に活力が湧いてこない、眠りが浅い感

Bさんの Before Day1、Day2、Day3 グラフ

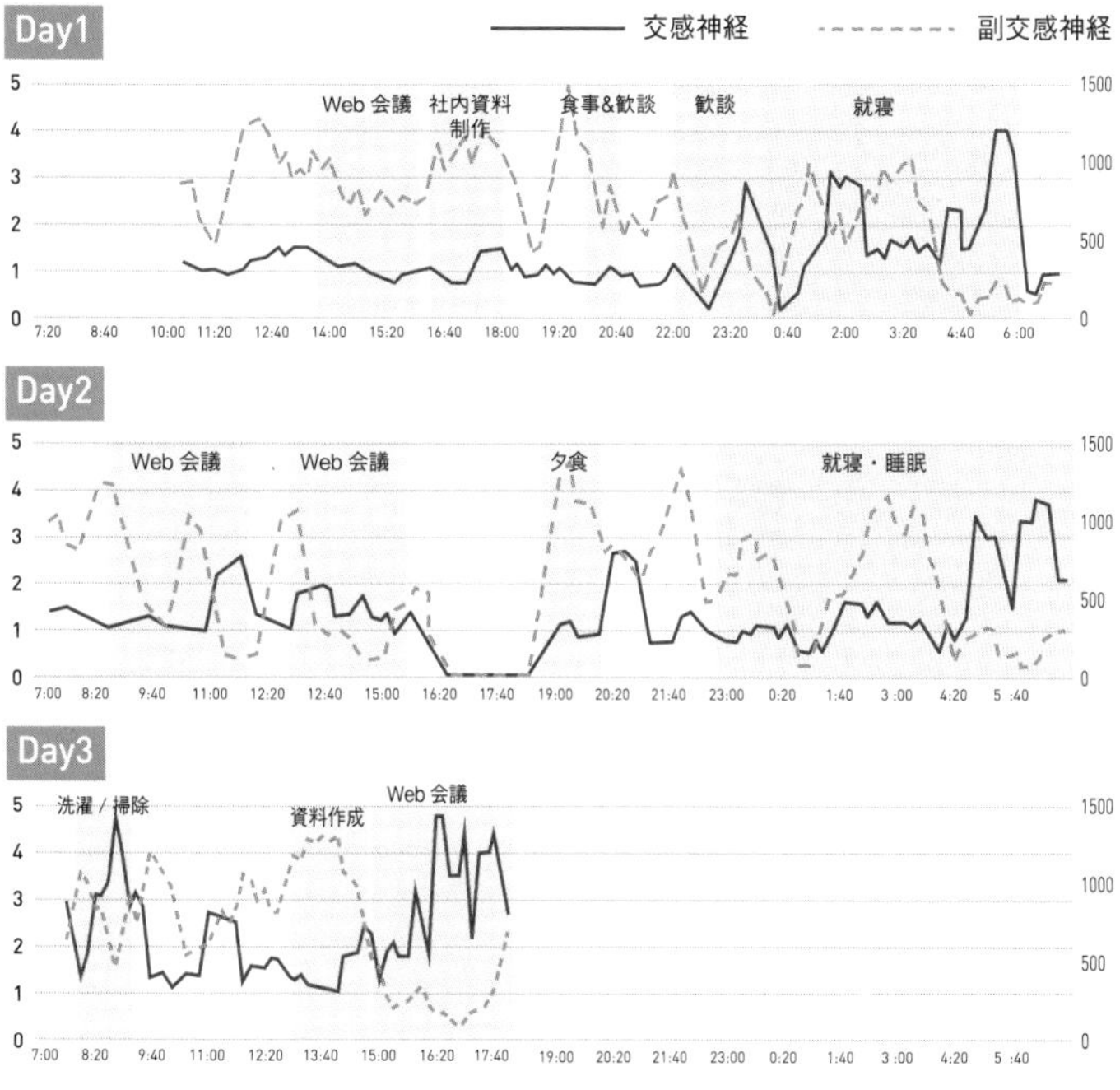

覚があるという人は、自律神経の活動がBさんと同じようなサイクルになっているかもしれません。

Bさんにもっとも足りていないと考えられるのは運動です。

デスクワーク主体で座っている時間が長く、計測した3日間の平均歩数は4000歩程度です。

ランニングやジムでのトレーニングといった運動をする時間を設けていたりはせず、体を動かす趣味もないようでした。

日常的な運動不足によって日中に交感神経が上がらず、その結果、睡眠の質が低下してしまっています。

睡眠中に副交感神経の活動を高め、翌日に向けて心身のコンディションを整えるためには、日中を活動的に過ごす必要があるのです。

では、Bさんのワーケーション中のデータも見てみましょう。

緊張もあったのか、就寝中の交感神経は高いままでしたが、2日目、3日目、4日目は、日中にきれいに交感神経が上がっています。

ワーケーション前のデータと比較すると、その違いは明らかです。

Bさんのワーケーション中 Day1、Day2、Day3、Day4 グラフ

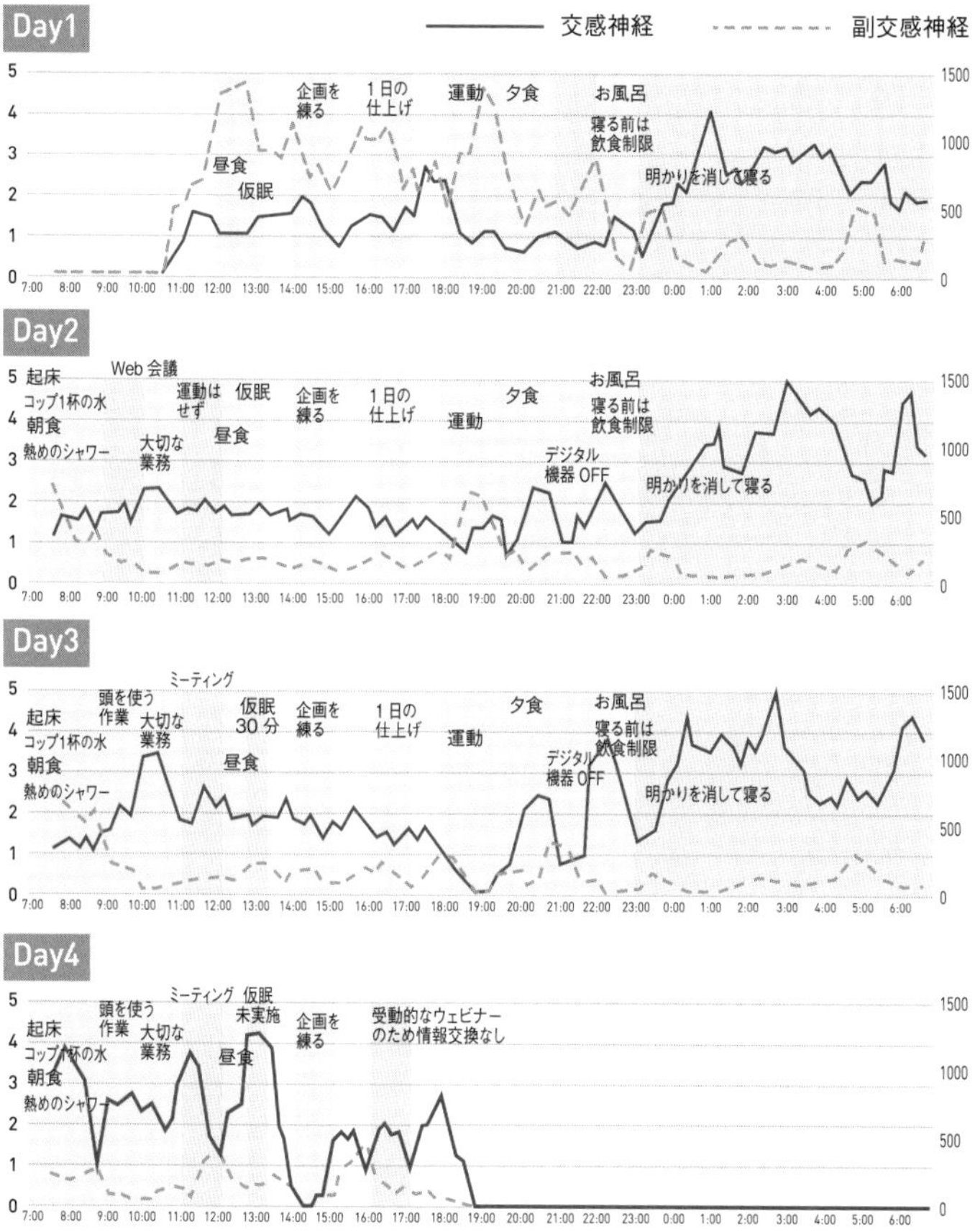

日中に適度な運動をすることを続けながら、就寝前に副交感神経が高まるよう、呼吸法やストレッチなどを取り入れていけば、自律神経の波はさらに理想的なものになっていくと想像できます。

睡眠の質が大事だという話をしましたが、もちろん十分な睡眠時間を確保することも同じように大切です。

次の方のデータを見てください。

Cさんの就寝中の自律神経の状態は、十分に副交感神経が上がり、睡眠の質自体は良いように見えます。

一方で、睡眠時間は短く、計測時の平均は4・3時間ほどで、これは明らかに睡眠時間が足りていません。

そのせいか、1日目と3日目は午後になると副交感神経優位の時間帯が続いており、パフォーマンスを十分に発揮できていないことが推測できます。

Cさんはもしかしたら、自分では短い睡眠時間でも十分な活動ができていると感じているかもしれませんが、自律神経の動きを観察するとそうではないことがわかります。

Cさんの BeforeDay1、Day2、Day3 グラフ

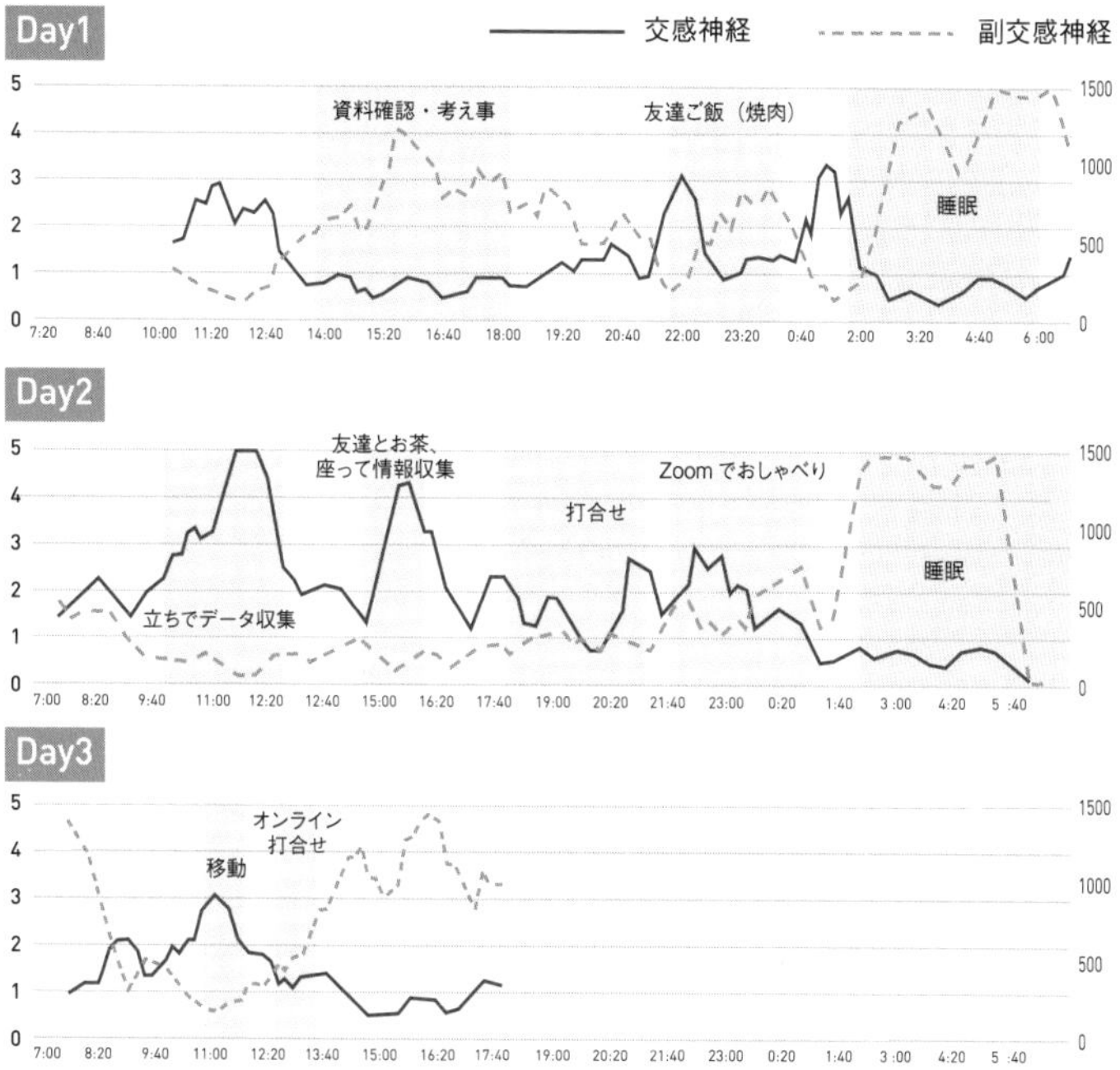

計測時のCさんの歩数は平均6000歩程度で、Aさん、Bさんと比べると多いものの、運動習慣などはないようでした。

そこで、ジョギングや筋力トレーニングなどの運動を取り入れ、日中に交感神経を上げながら適度に肉体を疲れさせると、深く、ほどよく長い睡眠がとれるようになります。

多忙な日々を過ごすビジネスパーソンのなかには、「自分は短時間の睡眠でも心身を回復できる」「ショートスリーパーだ」と思っている方がいるかもしれませんが、Cさんと同様のパターンである可能性が高いといえます。

自分の体力を過信しないように気をつけましょう。

第2章 正しい体内時計の整え方

体内時計に影響を与える朝日の役割

人間の基本的なサイクルは、体内時計によって制御されています。前述したように、体内時計が刻む生体リズムは、サーカディアンリズム（概日リズム）と呼ばれます。

サーカディアンリズムに、もっとも大きな影響を与えているのが光で、朝起きて太陽の光を浴びると体内時計はリセットされます。生体リズムを生む体内時計をコントロールしているのは、時計遺伝子です。

私たちの全身の約37兆個の細胞の中に時計遺伝子が存在し、リズムを刻んでいます。この時計遺伝子を司るのが、脳の視床下部の**視交叉上核**という場所に存在する1万個以上の時計細胞です。視交叉上核は視神経が交叉する場所で、目から入った光の信号を感知します。

これがスイッチになって、時計遺伝子は1日のリズムを調整し、松果体に信号を送り、睡眠を促すメラトニンの分泌と分泌の停止が行われるという仕組みです。

視交叉上核にオーケストラの指揮者にあたる親時計があり、全身のすべての細胞に、

オーケストラメンバーである子時計がある。その親時計と子時計が連動して体内時計というオーケストラが成り立っている、といったイメージで捉えるとわかりやすいと思います。

この親時計と子時計からなる体内時計が狂うと、睡眠障害だけでなく、うつ病、肥満、糖尿病などの代謝障害、免疫・アレルギー疾患、がんなどの発症につながることが明らかになってきました。

では、時計遺伝子はどのようにして体内時計を動かしているのでしょうか。

近年はスマートウォッチが急増していますが、従来、私たちの身の回りにある時計の多くはクォーツ（水晶）時計でした。電圧を加えると規則的に振動してリズムを刻むというクォーツの性質を活用したものです。

時計遺伝子は、体内時計におけるクォーツのような役割を果たしています。

時計遺伝子からは、時計タンパクというタンパク質がつくられるのですが、時計タンパクが規則的に増減することが体内時計のリズムになるのです。

もう少しくわしく説明しましょう。

ビーマル１（Ｂｍａｌ１）とクロック（Ｃｌｏｃｋ）という時計遺伝子から、時計タンパクのＢＭＡＬ１とＣＬＯＣＫとがつくられて、両者が結合します。

ＢＭＡＬ１／ＣＬＯＣＫ複合体は、ピリオド（Ｐｅｒｉｏｄ）、クライ（Ｃｒｙ）という時計遺伝子のスイッチを入れます。すると、時計タンパクのＰＥＲＩＯＤとＣＲＹがつくられて、両者が結合します。

ＰＥＲＩＯＤ／ＣＲＹ複合体には、ＢＭＡＬ１／ＣＬＯＣＫ複合体の働きを抑制する機能があり、時計タンパクのＰＥＲＩＯＤとＣＲＹが減少します。

そして、再び時計遺伝子のビーマル１とクロックがオンになり、時計タンパクのＢＭＡＬ１とＣＬＯＣＫが増えていきます。

この**一連の増減には24時間11分の周期があり、体内時計のリズムの元になっている**のです。

通常、朝になると時計タンパクのＰＥＲＩＯＤとＣＲＹが増加し、お昼を過ぎたころから、徐々に減少して、夜へと向かっていきます。そして、朝日を浴びるとそれがスイッチになり、再び時計タンパクのＰＥＲＩＯＤとＣＲＹが増加します。

時計遺伝子は全身の細胞にありますが、脳の視交叉上核には前述したとおり、時計遺伝子が中心になって働く、時計細胞と呼ばれる細胞が１万個以上も集まっています。

そのため、強いリズムが刻まれ親時計となって、体内時計をコントロールしているのです。その**親時計をリセットするのに大きな役割を果たしているのが朝日**というわけです。

子時計を調整する3つのスイッチ

親時計からのシグナルは、自律神経を通して全身の子時計に伝わります。
このシグナルによって、全身の細胞の子時計の時間が合わされ、血圧、体温、代謝などを調整しています。

この**親時計からのシグナルが、子時計を調整する1つ目のスイッチ**になります。
ちなみに、自律神経を調整する役割を担っているのも、実は時計遺伝子です。

子時計の2つ目のスイッチになるのは食事です。
食事をすると、血液中に栄養素が増えたり、体温が上昇したりと、代謝の変化が起こりますが、これが子時計に直接働くスイッチになるのです。

とくに重要なのが朝食です。体内時計のリズムを整えるには、単に朝食をとるだけではなく、起床後1時間以内に朝食を食べておくのが望ましいでしょう。また、1日3食を規則正しく同じ時間にとることも子時計の精度を上げるためには重要です。

3つ目のスイッチは運動です。

体を動かすと、骨格筋のＰＧＣ１というタンパク質が増加して子時計のスイッチを押します。

ランニングや筋力トレーニングのような負荷の大きな運動である必要はありません。散歩をする、掃除をするといった程度のものでもスイッチになってくれます。

体のさまざまな機能は、あらかじめ働く時間が決まっています。

どのようなホルモンがどの時間帯に分泌されるか、代謝はどの時間帯に活発になるか。そして、自律神経のメリハリも含めて、すべての機能にあらかじめ決められたリズムがあるのです。

この体内時計をコントロールしているのが時計遺伝子です。

朝の光を浴びて親時計をリセットし、朝食をとって子時計にスイッチを入れれば、正しいリズムどおりに体が機能しやすいというわけです。

まさに、朝がその日1日を決めるといっても過言ではありません。

仮に朝2時間寝坊をすれば、親時計のリセットがそれだけ遅れます。さらに朝食を抜いてしまうと子時計のスイッチも押されないまま、1日がスタートすることになります。

すると、当然、体内時計が乱れ、さまざまな機能が働く時間も乱れます。昼過ぎまでボーっとする、夜になっても眠くならないといったことが起こり、時差ボケのような状態になってしまうのです。

もちろん、徹夜や睡眠不足も体内時計を狂わせます。

ジェットラグとも呼ばれる時差ボケは、4~5時間以上の時差のある地域にジェット機で高速移動した際に、体内時計と移動先の明暗周期がずれることによって起こります。

ジェットエンジンでの移動が速すぎるので、体内時計の調整が終わる前に、明暗周期が異なるタイムゾーンに突入してしまうのです。

時差ボケ解消のためには、体内時計が現地時間にフィットするのを待つしかありません。眠気があるからといって、昼間に寝てしまうのは禁物です。**朝になったら、眠い目をこすって起きて朝日を浴びる。日中はなるべく日光を浴びるようにし、適度な運動をして体に負荷をかける。夜は夜更かしせずにベッドに入る。**

そうすると、徐々に体内時計が現地に合ってきます。

時差が10時間ある場所に移動すると、時差ボケが十分に治るまでに10日ほどかかるとされています。

社会的制約（仕事、学校、家事など）がある平日の睡眠と、制約のない休日との差によって引き起こされる体内時計のズレのことは、**社会的時差ボケ（ソーシャル・ジェットラグ）**と呼ばれています。

土日にたっぷり寝ているのに、月曜日の朝がだるい、眠いという人は、ソーシャル・ジェットラグを起こしている可能性が高いといえるでしょう。

一度眠りのリズムが狂ってしまうと、時差ボケと同じように元に戻るまでに時間がかかります。日中の眠気や疲労感を、月曜日だけでなく、火曜日、水曜日まで引きずるなんてことがあるのです。

体内時計を整えるためには、平日も休日もある程度同じ時間に起床して親時計をリセットし、朝、昼、晩と規則正しく食事をとって子時計のリズムを合わせることが大切というわけです。

再び、あるビジネスパーソン（Dさん）の自律神経の推移のデータを見てみましょう。

就寝時に副交感神経が十分に高いのは良い傾向ですが、日中、とくに午後に副交感神経が上がってきています。

就寝前のストレッチなど、ある程度の運動は心がけているようですが、気になるのは昼食の時間の乱れです。夕方ごろにとることがしばしばあり、朝食を抜くこともあるようでした。

食事の時間の乱れは、体内時計の乱れ、そして自律神経の乱れにつながることを肝に銘じておきましょう。朝はバタバタしていて朝食を抜いてしまいがち、昼ごはんは時間ができたときに食べる、夜は残業や会食が多く時間がまちまちといったビジネスパーソンの方は多いと思います。

ですが、体内時計の乱れを防ぐためには、３食を決まった時間にとることを意識してみてください。

Dさんの Before Day1、Day2、Day3 グラフ

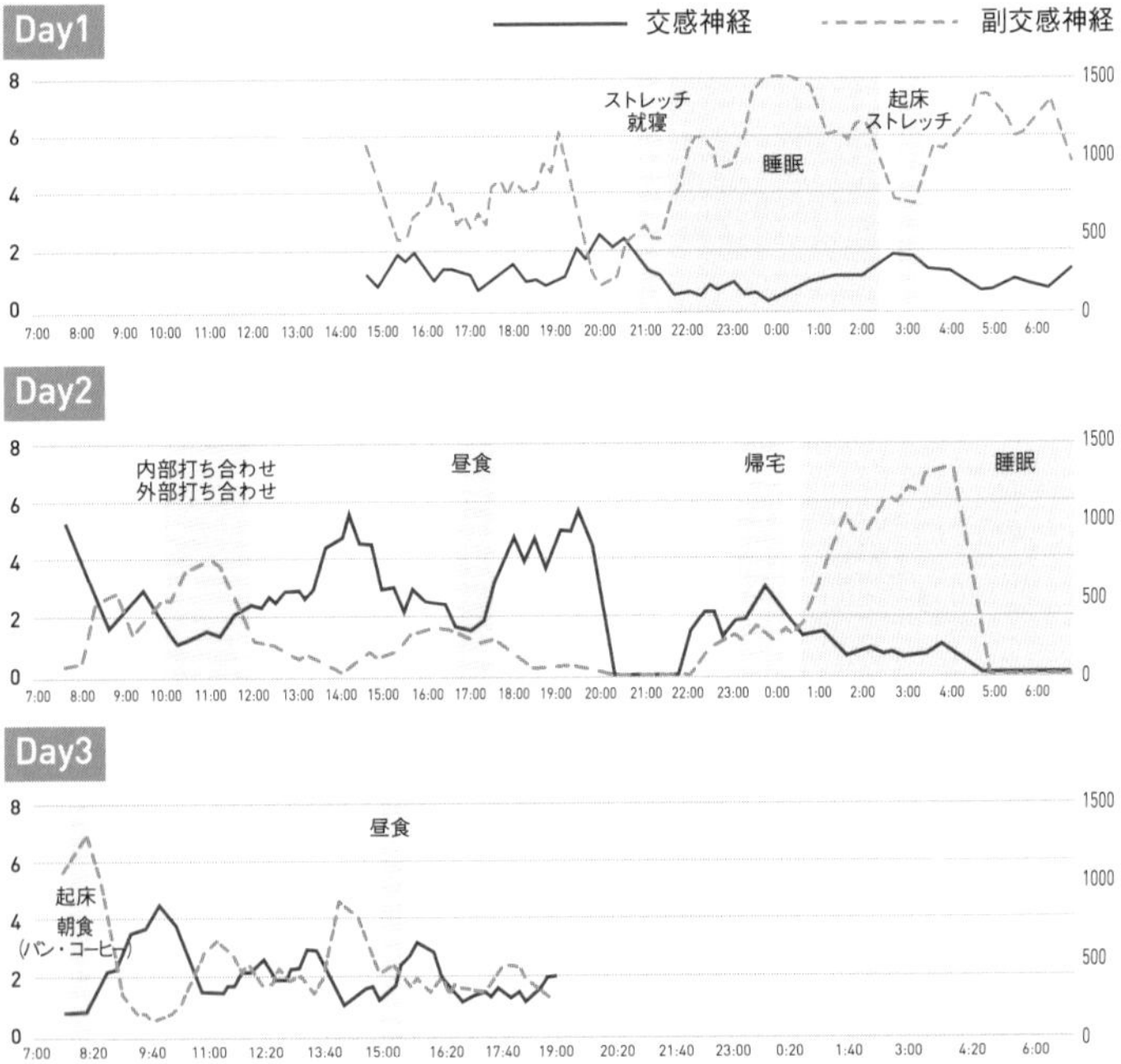

体内時計のリズムを保つ理想の24時間

ワーケーションの研究で実践したスケジュールと共通しますが、あらためて体内時計のリズムを保ち、心身のコンディションを良好に保つための1日の過ごし方を確認していきましょう。

まったく同じようにはいかなくても、ポイントをおさえておくことが大切です。そうすれば体内時計を大きく狂わせるようなことは起こりませんし、自律神経のバランス、メリハリも整っていくでしょう。

そうすることで、自ずと休息の質、睡眠の質は向上していき、超休息法の目指すところに近づきます。

前述したように、朝は体内時計をリセットし、1日のリズムをつくる大切な時間になります。

実は睡眠の質を高めるという意味でも、朝の過ごし方はとても重要です。

まず重視したいのは、**毎朝決まった時間に起きること。**

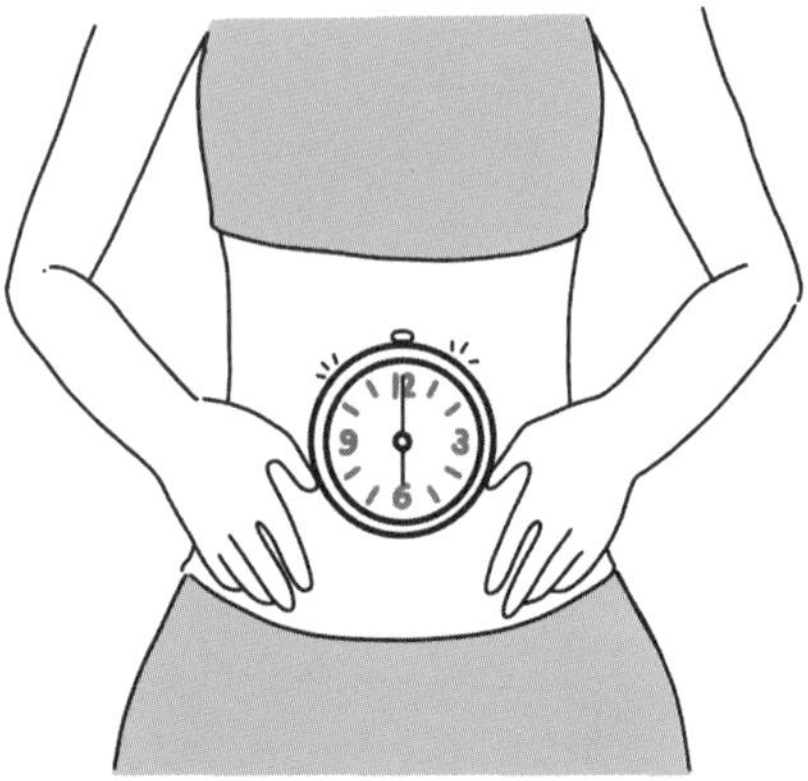

朝6時を起床時間と決めたら、休日も同じ時間に起きるのが理想です。

前日の夜に、寝る時間がいつもより多少遅くなったとしても、起床時間を後ろ倒しにするのは望ましくありません。

起床時間が遅くなり、それに合わせて親時計をリセットし、子時計にスイッチを入れる時間が遅くなるのは、体内時計が乱れる原因になるからです。

週末に〝寝だめ〟をしておきたいと考える人もいるかもしれませんが、睡眠は貯蓄しておくことはできません。

体内時計を乱さないためにも、休日も同じ時間に起きましょう。

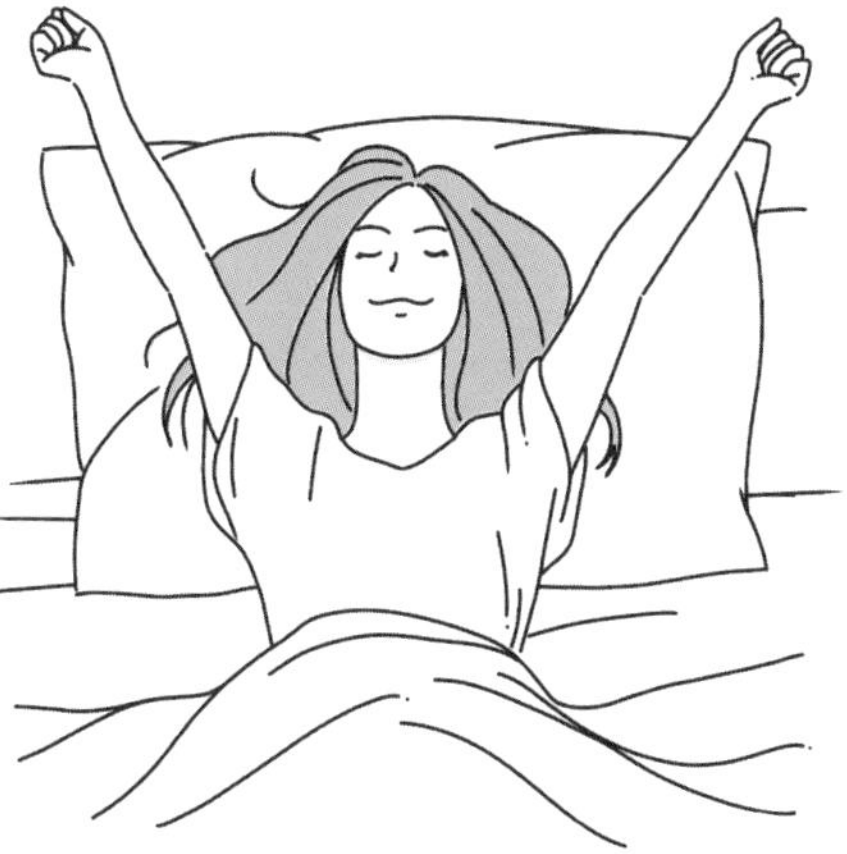

もしも、睡眠不足で長く寝たいという場合は、起きる時間は変えずに早寝をするようにしてください。

起床したらカーテンを開けて太陽の光を浴び、親時計をリセットしましょう。

体内時計がリセットされると、睡眠に関わるホルモンであるメラトニンの分泌がストップし、同時に約15時間後にメラトニンが増えるスイッチが押されます。

そして、親時計のリセットは子時計を調整するためのシグナルにもなります。

太陽の光を浴びるといっても、外が晴れ渡っていなければいけないわけではありません。

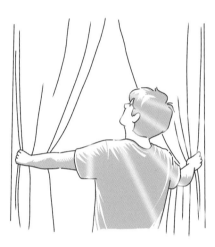

曇りや、多少雨が降っている日でも、窓際に数分いれば、効果があります。
太陽光はとても強烈です。曇りの日でも、窓際であれば1万ルクスほどあり、2500ルクスあれば親時計のリセットスイッチが押されるといわれています。
朝日が部屋に入りにくいという場合は、外に出て少し散歩したりするのもおすすめです。

カーテンを開け、陽の光を十分に浴びたら、コップ1杯の水を飲みましょう。
就寝中は、毛細血管が広がり発汗します。いわゆる寝汗ですね。
夏でなくても、人は就寝中に汗をかい

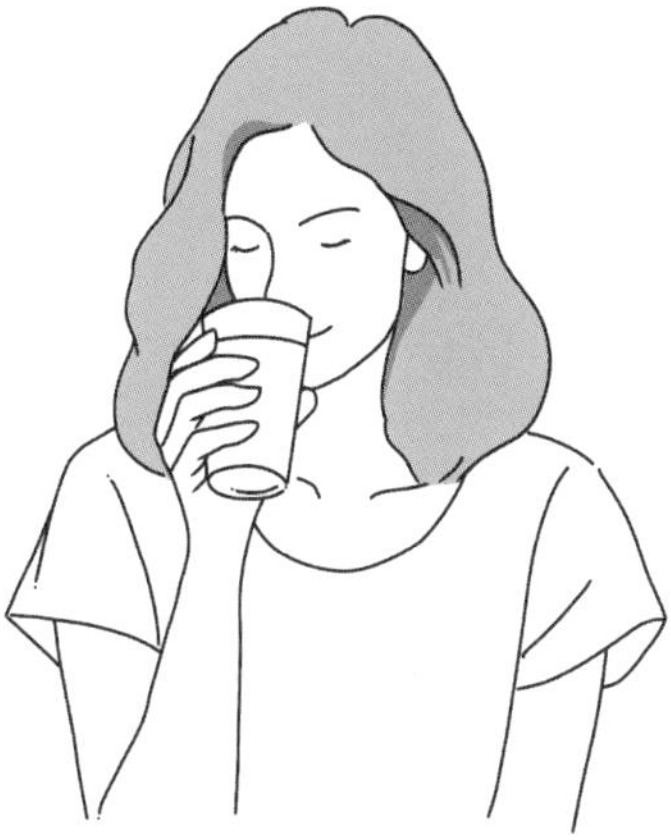

ています。ちなみに、深い睡眠であるノンレム睡眠のときに多くの発汗があることがわかっています。

　また、睡眠中にも不感蒸泄《じょうせつ》があります。不感蒸泄とは、皮膚および呼気からの水分喪失のことです。

　睡眠中には想像以上に水分が失われており、朝目覚めたときの体は水分不足の状態です。それを補うために、コップ1杯の水が必要なのです。

　また、朝いちばんに水を飲むと、胃腸に適度な刺激を与えて排泄を促進するというメリットもあります。

　起床時、体はデトックスモードになっ

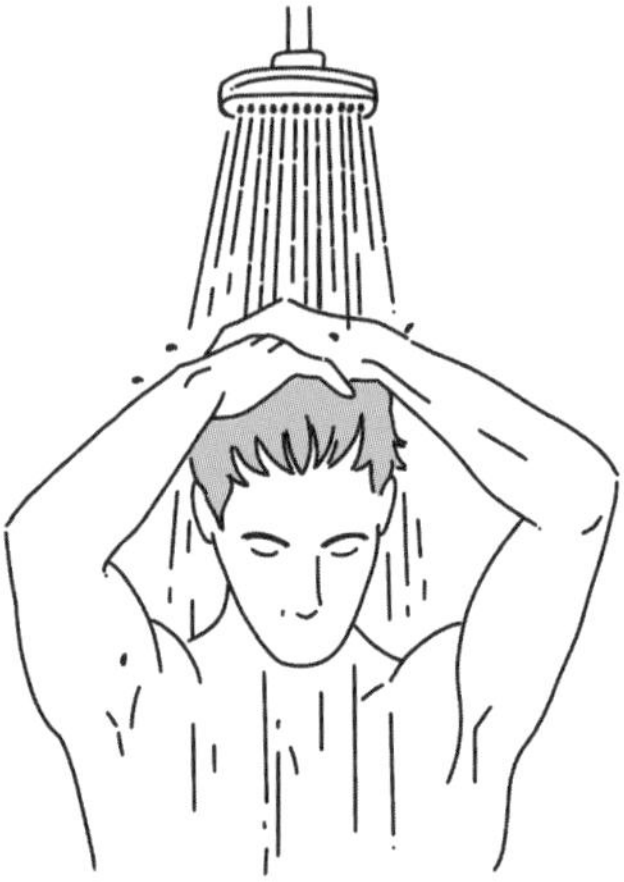

ています。睡眠中に細胞から回収された老廃物を、体外に排出しようとしている状態です。

目覚めたときに、尿意や便意があるのはそのためで、朝から排尿・排便が行われたならば、体の再生工場が働いた証といえるでしょう。

朝のデトックスタイムで体内から老廃物を排出するためにも、コップ1杯の水を飲むことを、ぜひ習慣にしてください。

さらに、ルーティンとして推奨したいのが、やや熱めのシャワーを浴びることです。

前述したように、朝の体はデトックスモードになっています。

シャワーを浴びると血液とリンパの流れが良くなり、細胞に残った老廃物がきれいに回収され、汗や尿として体外に排出することができます。

熱めのシャワーがおすすめなのは、熱さが水圧とともに良い刺激になり、交感神経が適度に高められるからです。

体をアクティブモードにスムーズに切り替えるスイッチとなってくれます。

シャワーを浴びる際、次のような手順で、指でマッサージするように洗っていくと、適切にリンパを流すことができ、老廃物の回収効率が高まります。

頭部↓胸↓肩↓肘↓手↓背中↓腰↓尻↓太もも↓膝↓足。足までいったら、今度は下から上へ。足↓膝↓太もも↓尻↓腰↓背中↓手↓肘↓肩↓胸↓頭部の順でシャワーを浴びていきましょう。

起床から1時間以内に朝食

夜、寝ている間も、私たちの体はエネルギーを消費しながら稼働しています。

呼吸を繰り返し、心臓が働いて血液を循環させ、体の隅々まで栄養と酸素を運んで細胞を修復しています。この睡眠中の活動を効率化させるのが、超呼吸法の目的でもあります。一方で、睡眠中の内臓の働き、細胞の活動によって、エネルギーの消費は睡眠中も続いています。

そのため、起床時の体はエネルギーが不足している状態です。よって、仕事や家事といった活動を始める前にエネルギーを補給する必要があるのです。

また、朝食にはエネルギーを補給する以外にも、体内時計の調整という重要な役割があります。

繰り返しになりますが、全身の約37兆個の細胞の中に存在する時計遺伝子がリズムを刻んでいます。

全身の時計遺伝子を司るのが、脳の視床下部の視交叉上核という場所に存在する1万個以上の時計細胞で、これが親時計です。

そして、全身の細胞に子時計があります。この時計遺伝子によって、1日＝24時間11分というサーカディアンリズムが刻まれているのです。

食事による代謝の変化が子時計を調整するスイッチの1つであると前述しましたが、実は、食事の周期に合わせて時計遺伝子がリズムを刻む腹時計が、脳の視床下部背内

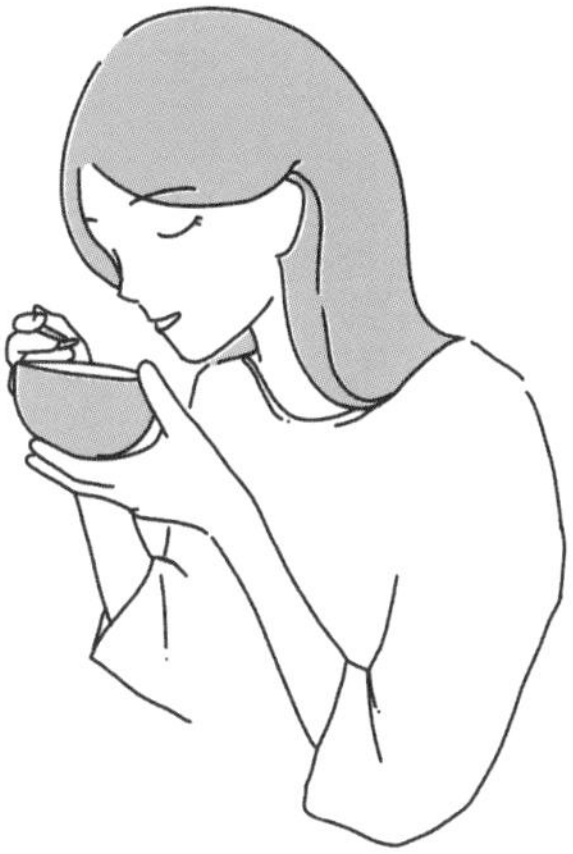

側核や小腸にあることがわかっています。

古くから空腹具合で時間が推測できることを〝腹時計〟と呼んできましたが、比喩ではなく本当に体内に実在していたというわけです。

規則正しく食事をとると腹時計の時計遺伝子が刺激され、体のリズムが調整されます。それによって自律神経のバランスも整えられます。

そして、起床から1時間以内に朝食をとることで子時計がリセットされるということもわかっています。

毎朝、ある程度決まった時間に朝食をしっかりとることで腹時計が働き、体内時計の調整がスムーズに行われます。

朝食抜きの生活は、想像以上に体にマイナスなことが多いのです。

代謝を促すと同時に、体を活動モードにして集中力を高めるのが、覚醒ホルモンのコルチゾールです。

ストレスホルモン、ダイエットホルモンとも呼ばれることがあり、複数の顔をもったホルモンですが、早朝にピークを迎え、夕方にかけて減少していきます。

睡眠によって心身がフレッシュな状態にあり、朝食でエネルギーも十分。コルチゾールも比較的高い状態にある午前中は、頭がクリアです。

ですから、冷静な判断が必要な業務は午前中に済ませておくほうがベターでしょう。しっかりと休息がとれている場合、7時に起床すると10時ごろには交感神経がグッと上がり脳波の活動も活発になります。

幸せホルモンと呼ばれるセロトニンの分泌も高まり、気分も良くなります。

1日のうちで知力が俊敏な時間帯なので、それを念頭に置いて有効活用しましょう。集中力が高まり、仕事がはかどる午前中ですが、会議にしてもデスクワークにしても90分以上続けると能率や集中力は低下します。これは脳波計を用いた研究でも明らかになっています。

闇雲に仕事をし続けるのではなく、少なくとも90分に1回は休息を入れ、集中力を回復しつつ、交感神経の暴走を防ぐことが、超休息法の大きなポイントになります。

またこの際に、後述する副交感神経を上げる呼吸法を行うことで、自律神経の波が整いやすくなり、夜になったときに睡眠の質が上げやすくなります。

昼食前後に運動、昼食後に仮眠が理想的

多忙なスケジュールをこなしていると、昼食を抜いたり、大きく後ろ倒しにしてしまったりすることがあるかもしれません。

ですが、体内時計のリズムのことを考えると、昼食も規則正しい時間にとることが理想です。

体内時計の精度を保つためには、朝食だけでなく昼食も毎日必ずとり、かつ、できるだけ同じ時間に食べることが肝心です。

体内時計が理想的なリズムを刻み、自律神経のバランスがとれていれば、精神を安

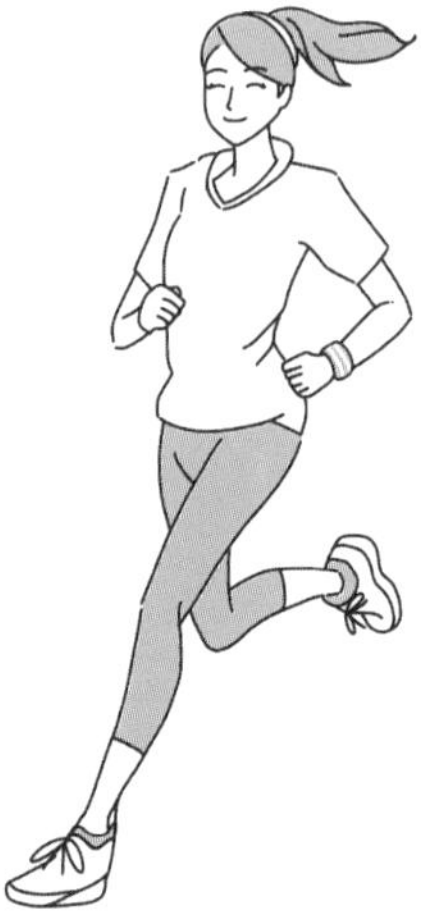

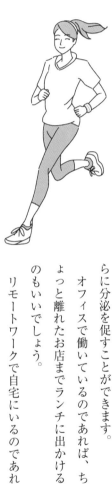

定させるセロトニンの分泌が12時ごろにピークを迎えます。

ウォーキングやジョギング、サイクリングなど、一定のリズムで筋肉の緊張と弛緩を繰り返すリズム運動をすると、さらに分泌を促すことができます。

オフィスで働いているのであれば、ちょっと離れたお店までランチに出かけるのもいいでしょう。

リモートワークで自宅にいるのであれば、お昼の前後に散歩をしてもいいですし、スーパーマーケットまで歩いて買い物に行くのもおすすめです。昼過ぎ、13～14時に眠気が出ることがあります。

昼食をとると血液が胃腸に集中する、

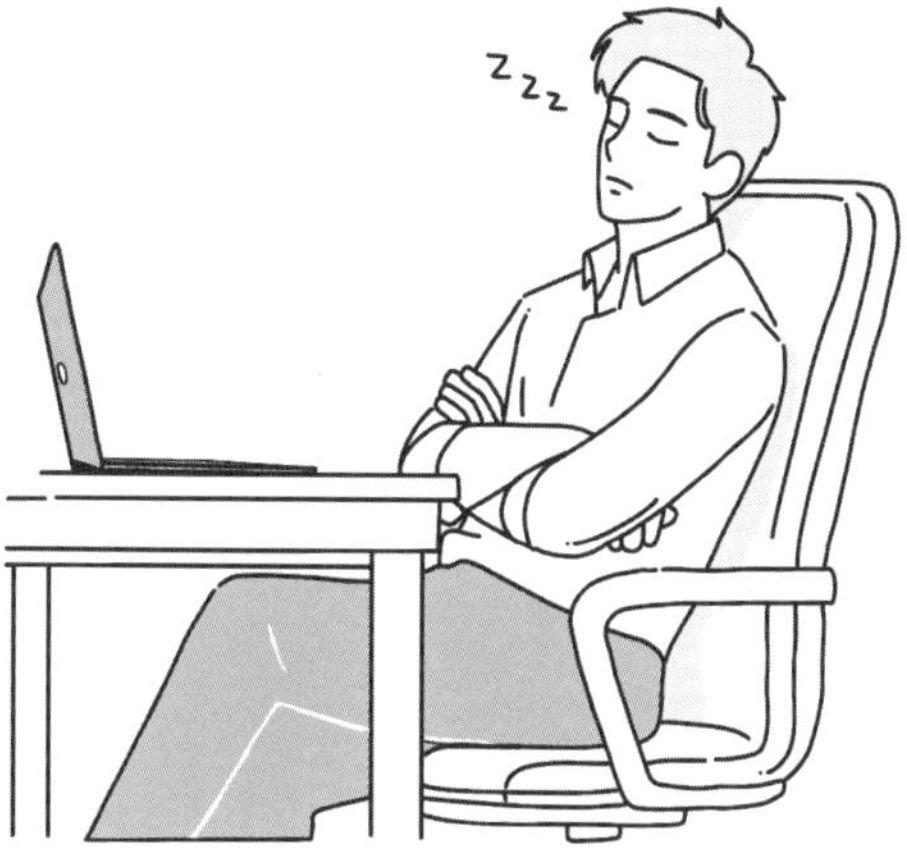

昼食で糖質をとりすぎて血糖値が大きく上がったなど、どちらもたしかに眠気の原因になりますが、実は時計遺伝子の影響もあると考えられています。

体内時計が刻むサーカディアンリズムは、時計遺伝子にコントロールされていますが、13〜14時ごろに体温が下がり、自然に眠くなるようにプログラミングされているようなのです。

この時間帯に眠くなったら、それに抗うよりも休息をとったほうが結果的に仕事も勉強も効率が上がります。

思い切って15分程度の仮眠をとることによって、頭も体もすっきりします。まさに戦略的休息です。

注意点としては、昼寝は30分以内にとどめること。30分以上寝てしまうと、深い眠りに移行し、体内時計を狂わせるからです。30分にとどめることに自信がない場合は、お昼寝前にコーヒーを飲んでから寝ることもおすすめです。カフェインが効く30分後の目覚めがよくなります。

午後は創造性、記憶力、身体能力が高まる時間帯

14〜17時ごろは、さまざまなことに取り組める時間帯です。

活動量がもっとも多い時間に、体が良好なコンディションになるよう時計遺伝子がコントロールしているといえます。

昼食をとってエネルギーも十分。時計遺伝子の働きで赤血球が増加し、それにともなって全身の細胞に酸素を運搬するヘモグロビンも増えてきます。

正しく休息ができていれば、交感神経もかなり高まっていますから、心身ともに活発な状態になります。

午後は、創造性や記憶力が高まる時間帯でもあるので、企画を練るなど創造性が求

められる仕事をするのに適しています。

15～17時は、交感神経が1日の中でもっとも活発になります。心拍数、血圧、体温などが、どれも1日の中でもっとも高くなるのもこの時間帯です。

スポーツの世界では、この時間帯はパフォーマンスが高まりやすく、好記録も出やすいとされています。

17時以降は、体を鍛えている人、スポーツをしている人にとってはトレーニングに適した時間帯です。毎日、仕事が都合よく終わるわけではありませんが、夕食前、17～19時あたりに運動をするのがおすすめです。

この時間帯に筋力トレーニングをして成長ホルモンを分泌させておくと、就寝時、最初にやってくる深い眠りで分泌される成長ホルモンと合わさって、効果的に体をメンテナンスすることができるからです。

ただし、あまり夜遅い時間に激しい運動をすると、交感神経が優位になり、スムーズな就寝を妨げる要因になるので注意してください。

忙しくてなかなか運動時間を確保できないという方もいるかもしれませんが、運動時間は1日30分でも構いません。

体を動かすのが好きな人、趣味でランニングやトレーニング、そのほかのスポーツに取り組んでいる人は、普段から十分な運動量を確保できていると思いますが、そうでない人に私が推奨しているのが、5分の無酸素運動（筋力トレーニング）と25分の有酸素運動（ウォーキング）の組み合わせです。

筋力トレーニングといっても、ダンベルやマシンを使った本格的なものである必要はありません。

自宅でできる、自分の体重を利用したトレーニングで十分です。

腕立て伏せ（プッシュアップ）、スクワット、腹筋・背筋運動（シットアップ・バックエクステンション）の3種類の筋力トレーニングをローテーションで行い、ウォーキングと組み合わせてみてください。

月曜日が腕立て伏せとウォーキング、火曜日がスクワットとウォーキング、水曜日が腹筋・背筋とウォーキング、そして、木曜日がまた腕立て伏せとウォーキングといった具合です。

ワーケーションの研究の際、何人ものビジネスパーソンの1日の歩数を計測しました。理想である1日1万歩以上の歩数を確保できている方は非常に少なく、多くの人が4000~5000歩程度にとどまっていました。

これでは明らかに運動量が足りていません。1時間のウォーキングの時間を確保するのは難しいかもしれませんが、昼と夕方に15分ずつ歩く、朝のゴミ捨てのついでに少し散歩をする、駅やオフィス内での移動は階段を使う、オフィスの最寄り駅から1駅、2駅手前で降りて歩く、スーパーやコンビニへの買い物は歩いていくといった具合に、ちょこちょこと歩数を積み重ねていけば、1万歩も達成できるはずです。

運動は健康維持のための重要な柱の1つで、超休息法の重要な柱でもあります。運動が足りない人にとっては、運動の時間は重要な戦略的休息の要素になります。

運動量が増えれば、自然とお腹もすきますし、体がほどよく疲れていれば、就寝もスムーズになります。

生活リズムを整えるために何から手をつけていいかわからないという人は、毎日1万歩を目指してみるのもいいでしょう。

夕食後は質の高い睡眠のための準備を

夕食も、朝食や昼食同様、ある程度決まった時間に食べることを心がけましょう。できれば20時まで、遅くとも21時までには食べ終えているのが理想です。

夜遅くなると、眠りについたときに胃の中にたっぷりと食べ物が残っている状態になります。

すると、消化活動が優先され、血流が胃腸に集中して、リカバーが後回しにされてしまいます。

もちろん、夕食を抜くのもＮＧです。体内時計が乱れる原因になりますし、寝るときに空腹状態だと、脳が栄養を補給せよという指令を出そうとします。

その反応によって寝つきは悪くなり、眠りも浅くなってしまいます。また、栄養不足の状態では体の修復・回復もうまくいきません。

睡眠の質は、夕食後の時間をどう過ごすかで大きく変わります。

スムーズに就寝し、良質な睡眠をとるためには、メラトニンの分泌を抑制しないこ

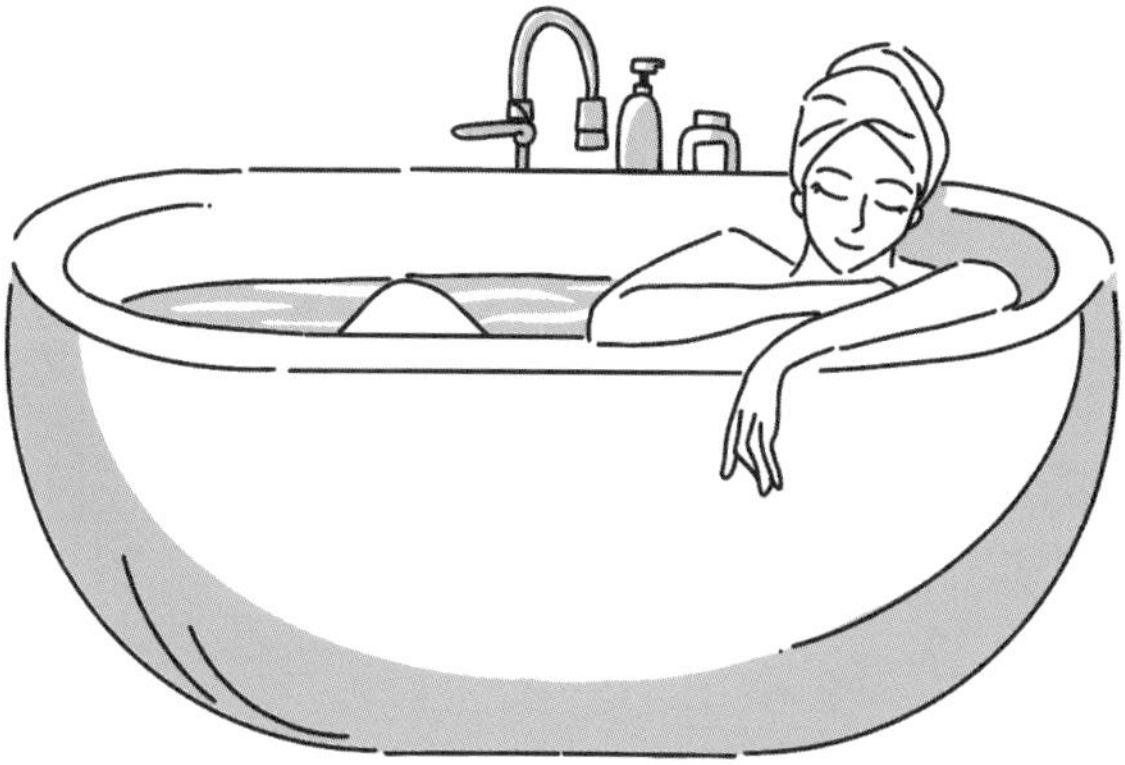

と、副交感神経優位のバランスを乱さないことが大切です。

朝7時に起床し陽の光を浴びていれば、15時間後の22時ごろにはメラトニンの分泌が高まります。

しかし、親時計である脳の視交叉上核が強い光をキャッチすると、分泌が抑えられてしまいます。

遅くとも22時以降はパソコンやスマホでの作業は控え、部屋の明かりも抑え目にしましょう。

入浴も睡眠の質を上げるために大切です。

体内時計が正常に働いていれば、夜に

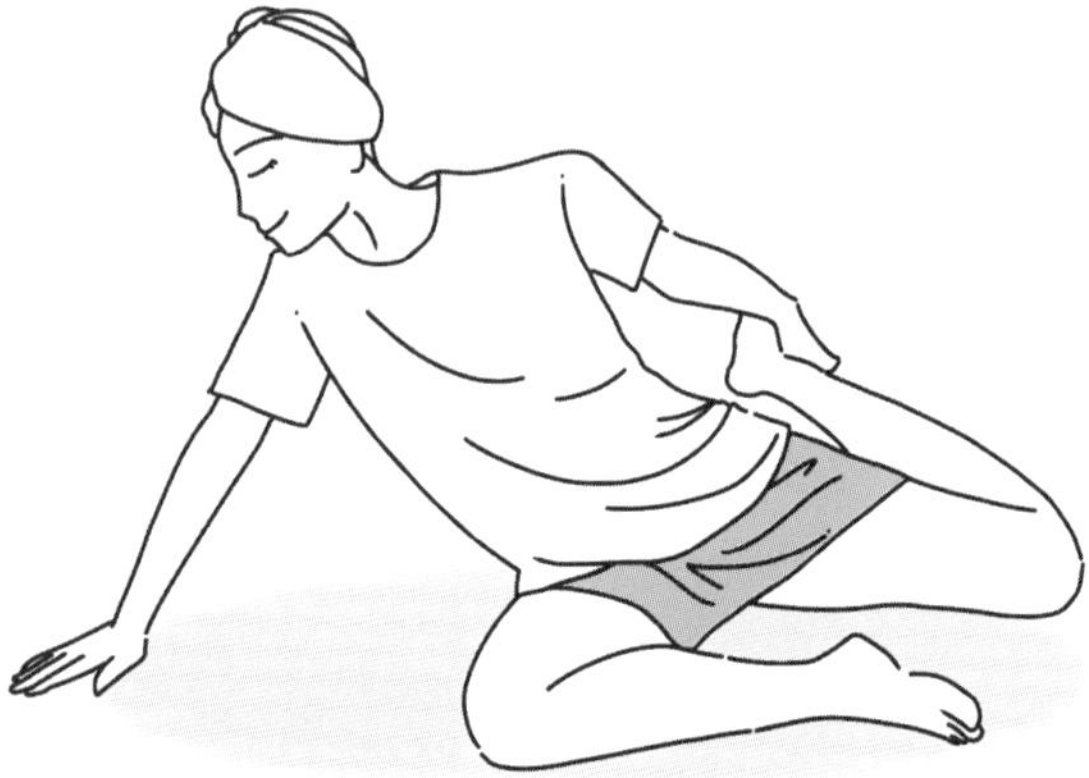

は副交感神経が優位になります。副交感神経の働きが高まると、末梢の毛細血管が開いて血液が移動し、体の中心部の血液はやや少なくなります。

血液が体の中心部から体の表面へと移動し、表皮から放熱することで深部体温が低下するのですが、私たちの体は深部体温が下がる際に眠りが誘発されるという性質をもっています。

入浴すると心身がリラックスし、副交感神経が高まります。

また、入浴後に表皮から放熱される際に、再び深部体温が下がり始め、眠気が誘発されます。

最適なお湯の温度には個人差があり、

季節によっても異なりますが、38〜41度の少しぬるめのお湯に10分ほど浸かるのが理想です。

お湯が熱すぎると交感神経優位になる可能性が高く、42度以上で長湯し、体温が2度以上上がると、血栓ができやすくなるという研究報告もあります。

入浴は、就寝の1時間前くらいに終えるのが理想です。

入浴直後は深部体温が高いままで、すぐに眠気は訪れません。入浴から1時間ほど経過すると、体の表面に血液が行き渡って放熱され、深部体温が下がり始めます。

入浴後、就寝までの時間は、のんびりとストレッチをすると、より副交感神経が高まり血管もゆるみます。

微小な泡が出るジェットバスや炭酸入浴剤は、泡の刺激で全身の毛細血管の血流を促進します。泡が弾けるときに出る超音波により、マッサージ効果が得られるという研究報告もあります。

また、泡が弾けるときの刺激によって、血管壁を拡張する一酸化炭素が内皮細胞から分泌されることもわかっています。

一酸化炭素が分泌されると、全身の毛細血管がゆるめられて血流が良くなり、毛細血管の劣化防止や弱った毛細血管の再生といった効果が期待できます。

私自身、疲れを感じたときは、炭酸系入浴剤を利用しています。

忙しいとシャワーで済ませたいと考えがちですが、シャワーでは深部体温がなかなか上がらないだけでなく、水圧が刺激になって交感神経にスイッチが入ってしまいます。

睡眠の誘発という意味では、夜のシャワーはマイナス効果のほうが大きいのです。忙しくて疲れを感じているときほど、しっかり入浴することを心がけましょう。

序 章　生きることは休むこと

第 1 章　正しい自律神経の整え方

第 2 章　正しい体内時計の整え方

第 3 章 正しい睡眠方法

第 4 章　正しい睡眠の質の高め方

第 5 章　正しい食事のとり方

第 6 章　超休息のための正しい呼吸法

ハーバード＆
ソルボンヌ大学
ドクターが教える！

超休息法

「超休息法」のための正しい睡眠

ここまでは自律神経のバランスとメリハリ、体内時計とサーカディアンリズムを意識することが「超休息法」には不可欠だという話をしてきました。

しっかりと副交感神経が上がった状態で睡眠をとることが、疲労を改善し、心身のコンディションを整える「超休息法」の核となるからです。

ここからは、睡眠のメカニズムと睡眠中に起こっていること、質の高い睡眠がいかに大切なのかということを掘り下げていきたいと思います。

私たちは、眠らずに活動し続けることはできません。睡眠中は人間に限らず、ほかの動物もみな無防備な状態になります。

野生に生きているのであれば、睡眠は外敵から襲われるリスクが高くなりますが、それでも動物は眠らないという選択をすることはできません。

つまり、睡眠時間は大きなリスクを背負ってでも確保しなければならない、非常に重要なものなのです。

睡眠が担っている大きな役割が、体と脳のメンテナンスです。

まずは、体のメンテナンスについて説明していきましょう。

体のメンテナンスに非常に重要なのが成長ホルモンです。細胞の新陳代謝を促し、皮膚や筋肉、骨などを成長させたり、日中の活動で傷ついた筋肉や内臓などを効率よく修復させたりする働きがあります。

また、環境や状況などの変化に対応し、体をつねに最適な状態に保つ**恒常性（ホメオスタシス）**の維持にも関わっています。

成長ホルモンの分泌量は、生まれてから増加を続け、20歳前後でピークを迎えると次第に減少に転じます。そして、個人差はあるものの、40歳前後で20歳のころの半分に、60歳前後で4分の1になります。

20歳前後までは体の成長、つまり細胞を増やすために使われ、成長が止まると、分泌量が減少するわけです。

体のメンテナンス役の成長ホルモン

成長を終えた大人の体内で分泌される成長ホルモンは、成長期の子どもとは異なり、体を修復・再生する新陳代謝、メンテナンスがメインになります。

加齢とともに成長ホルモンが減少すると聞くと、残念に思われるかもしれませんが、大人の場合はメンテナンス専用なのでピーク時の半分でも十分なのです。

成長ホルモンは、全身の代謝に関わっています。

切り傷や刺し傷といったケガや、火傷などが睡眠中に治癒回復するのは、細胞の新陳代謝によるものですが、これも成長ホルモンがサポートしています。

また、筋力トレーニングによって筋肉が肥大するのも、成長ホルモンが働いて筋肉を合成しているからです。大人になったら変化がないように見える骨も、実は日々新陳代謝を繰り返し、5年ほどの周期ですべて生まれ変わっています。

破骨細胞が骨を壊して吸収し、骨芽細胞が新しい骨をつくるというメカニズムなのですが、これも成長ホルモンの分泌によって促されているものです。

さらに、成長ホルモンは皮膚の新陳代謝も促します。睡眠不足が原因で肌荒れを起こすのは、皮膚の真皮層での新陳代謝が進まず、新しい細胞に入れ替わりにくくなるからなのです。まさに美容にも不可欠なアンチエイジング・ホルモンといえます。ここで一度、成長ホルモンの働きをまとめておきます。

○内臓・器官をつくる。それらを修復する
○皮膚をつくる
○筋肉をつくる。それらを修復する
○骨をつくる。それらを修復する
○免疫力を強化する
○脳や視力の働きを良くする
○コレステロールを低下させる

40代、50代、60代になると、次第に不調に悩む方が増えます。

その原因は、成長ホルモンの分泌量の減少や睡眠の質の低下により、傷ついた細胞を十分に修復できないことを起因としているものも多いのです。

疲れがなかなかとれない、体力の衰えを感じる、年齢以上に肌がくすんでハリがないといった現象も、成長ホルモンの減少が関与している可能性があります。

体のメンテナンスに欠かせない成長ホルモンは、1日の分泌量のおよそ70％が睡眠中に分泌され、睡眠のなかでももっとも深い眠りが訪れる、寝入りばなの3時間にピークを迎えます。

ハーバード大学の私の睡眠医学研究室などの研究でも、23時から翌朝7時くらいの時間帯に睡眠をしっかりとると、睡眠中にもっとも成長ホルモンの分泌が高くなることがわかっています。

シフトワーカーの方などは、なかなかその時間帯に眠ることが難しいかもしれません。ですが、サーカディアンリズムの観点からも、可能な限りその時間帯に眠ることが一日トータルの休息の質を高めることにつながることは覚えておきましょう。

成長ホルモンは、細胞の修復・再生、新陳代謝の活性化、免疫力の強化といった働きをする、睡眠中の体のメンテナンスの主役となるホルモンです。しかし、睡眠の質が低下すると、成長ホルモンを含むさまざまなホルモンの分泌が減少し、機能が低下して、さらに睡眠の質を下げるといった負のスパイラルに陥ってしまいます。

たいていは、睡眠ホルモンであるメラトニンの低下とともに、40代の中盤から50代くらいにかけて入眠しにくくなったり、睡眠が徐々に浅くなったりします。

また、夜中に目覚めて、トイレに行く回数が増えるのもこのころです。これには、バソプレッシンという抗利尿ホルモンが関係します。

加齢とともに分泌量が減り、50代くらいになるとかなり減少するホルモンです。バソプレッシンの分泌が減少すると、利尿作用を制御しにくくなり、トイレに行きたくなるのです。

その結果、睡眠中に覚醒してしまい、睡眠の質が低下する原因になります。

ホルモンは1つひとつが勝手に動いているわけではなく、それぞれが緻密に連携して動いています。

ですから、全身的な観点でサーカディアンリズム、睡眠、食事、運動などを整えていかないと、必要なホルモンが十分に分泌されず、それがきっかけとなって、伝言ゲームのように全体のホルモンバランスが崩れてしまいます。

逆にいえば、活動中から睡眠中まで、それぞれのパートで働くべきホルモンの力が発揮できるようになれば、心身のコンディションは改善されていきます。

このように、自律神経、ホルモンという2大制御システムを総合的に整えていくことが、超休息法の目指すところになります。

成長ホルモンがアップする3つの秘策

多くが睡眠中に分泌される成長ホルモンですが、睡眠中以外の時間帯に成長ホルモンの分泌を活性化させることが可能です。

その秘訣は次の3つです。

○適度な空腹を感じること
○適度なストレスを感じること
○適度な運動をすること

1つ目は、お腹をすかせることです。「血糖値を下げる」とも言い換えられます。血糖値とは血液中のブドウ糖の濃度のことで、食事をすると（とくに糖質を摂取すると）上昇します。

その後、血液中のブドウ糖はエネルギーとして利用され、時間の経過とともに血糖値は低下して、空腹時には低い状態になります。

成長ホルモンには血糖値を上げる作用があり、空腹になって血糖値が低下すると、血糖値を上げて体を安定した状態に戻すために脳から指令が出て、成長ホルモンの分泌が促されるのです。

さらに、空腹になると、胃の粘膜からグレリンという摂食促進物質が出るのですが、これも成長ホルモンの分泌を促します。

空腹になるなんて簡単だと思うかもしれませんが、コンビニや自動販売機で手軽に食べ物が手に入る今、仕事や家事の最中に、間食をしている人が多いのではないでしょうか。

通常、食べたものは消化されるまでに3～4時間かかるため、それ以降が、成長ホルモンが分泌される空腹タイムということになります。

空腹時間が長すぎると、過度なストレスになるので、食事と食事の間は5時間程度空けて、間食を控えるのが理想的です。

朝、昼、晩と規則正しい時間に食事をすることは、自律神経のバランスや体内時計を整えるのに重要であることに加え、成長ホルモンの分泌のためにも大切です。

間食は成長ホルモンの分泌にとってはマイナスといえます。

お菓子などでつねに小腹を満たしている人、ジュースなどの甘い飲み物や、砂糖を入れたコーヒーや紅茶をデスクワーク中につねに摂取している人は、習慣を見直したほうがいいでしょう。

2つ目は、適度なストレスを感じることです。

ここで重要なのは、それが適度で〝良い〟ストレスであることです。

現代社会で、私たちはつねにさまざまなストレスにさらされていますが、つねに成長ホルモンが分泌されているわけではありません。

同じ疲労でも、心地好い疲労と、つらい疲労があるように、ストレスにも適度な刺激の良いストレスと、過剰な刺激の悪いストレスがあります。良いストレスとは、満足感や充足感、疲労感をバランス良く感じている状態です。

では、良いストレスとはどのように与えればいいのでしょうか。

あまり難しく考える必要はありません。**仕事や趣味で何らかの目標を設定して、それに熱中すれば、適度な良いストレスとなります。**ただし、オンとオフをしっかりと切り替えて生活にメリハリをつけることが大切です。

いくら仕事や趣味に夢中になったからといって、睡眠不足に陥ったり、自律神経のバランスや体内時計が乱れたりすれば、当然、心身のコンディションは悪化してしまいます。

3つ目の適度な運動とは、シンプルにスポーツや筋力トレーニングに励むことです。適度な運動で筋肉を使うと、筋線維が適度に傷つきます。すると、それを修復、強化しようとして、成長ホルモンの分泌が促進されるのです。

体の老廃物は睡眠中に回収される

睡眠中、全身の細胞は修復・再生されますが、同時に老廃物も発生します。

体内にたまった老廃物は体にとって負担となるため、人体には老廃物を取り除く仕組みがあります。その仕組みが効率よく稼働するのが睡眠中です。

体内で発生する厄介な老廃物の代表が、活性酸素です。

実は、活性酸素には良い面と悪い面があります。

良い面は、体内に入ってくるウイルスや細菌を攻撃してくれる点。悪い面は、酸化力がとても強力なため、増えすぎると自身の細胞まで酸化させてしまう点です。

酸化とは物質から電子を奪う反応のことです。酸化した金属が錆びるのと同じように、活性酸素による酸化で細胞も錆びてしまうのです。

その結果、さまざまな疾患を招くことになります。

私たちが生命を維持して活動するためのエネルギーは、細胞内にあるミトコンドリアでつくられています。

1つの細胞内に数百個から数千個もあるミトコンドリアは、糖質や脂質を原料に、酸素を用いてエネルギー源であるATP（アデノシン三リン酸）を合成します。

ミトコンドリアはエネルギー産生工場であり、そのエネルギーなくして生命維持はできないのですが、エネルギー産生の過程で活性酸素も生まれてしまうのです。しかし、人体には活性酸素を無害化する機能が備わっています。

それが、抗酸化という働きです。そして、非常に強い抗酸化力をもっているのが、ここまでに何度も登場してきた睡眠ホルモンのメラトニンです。

メラトニンは、睡眠を誘発して、再生工場を起動し、私たちが眠りに落ちたあとは、活性酸素を無害化する働きをしてくれているのです。

睡眠ホルモン、メラトニンの働き

脳にある松果体という器官から分泌されるメラトニンは、「睡眠ホルモン」とも呼ばれ、自然な眠りを誘発する作用があります。

メラトニンの分泌量が増えれば眠くなり、抑制されて少なくなると目が覚めるというわけです。

朝、陽の光を浴びて体内時計がリセットされると、その情報は松果体に伝わり、約15時間後にメラトニン分泌がスタートするようにタイマーがセットされます。

7時に起床して陽の光を浴びたとすれば、22時ごろにメラトニンの分泌がスタートし、体は就寝モードになっていきます。

メラトニンによって深い眠りに落ちることで、成長ホルモンの分泌が活発になり、体の再生工場も稼働します。

これが、メラトニンが睡眠ホルモンと呼ばれる理由です。

メラトニンと睡眠の関係は、1970年ごろからわかっていたのですが、1990年代に大きな注目を浴びることになります。

1993年に、「健康な若者に0・1グラムのメラトニンを服用させたところ、眠りが深くなった」という研究報告がなされると、翌1994年に「メラトニンは時差ボケに効く」とアメリカの雑誌に取り上げられ、一大ブームが巻き起こりました。

メラトニンにはたしかに時差ボケの調整に効果があり、不眠にも効き目があります。そして、それまでにあった不眠症対策の薬と比較して副作用がほとんどなかったため、流行することになったのです。

メラトニンはアメリカではサプリメントとして市販されていて、一般の人でも入手できるものですが、サプリメントに頼ることは、私は推奨していません。

サプリメントでのメラトニン摂取が常態化すると、体内にメラトニンが足りていると脳が判断し、メラトニンがつくれなくなってしまうからです。

ほかのホルモンにも共通することですが、サプリメントでの摂取は医師と相談のうえで短期間に限定して行うようにしましょう。

サプリメントに頼るのではなく、ホルモン分泌が自然に促進される体づくりを目指すことが大切です。それは、この超休息法によって実現できます。

メラトニンの分泌を減らさないためにも、毎日、規則正しく起床し、陽の光を浴びることを心がけてください。

免疫機能を高めるという点でもメラトニンは活躍します。

私たちの体には、体内の異物を撃退する免疫という警備システムのようなものが備わっています。免疫が正しく働くと、ウイルスや細菌、あるいは臓器にできた腫瘍細胞などを撃退することができます。

免疫チームは、骨髄でつくられるNK細胞とB細胞、胸腺でつくられるT細胞などで構成されていますが、メラトニンには胸腺を刺激してT細胞をつくらせる働きがあります。

メラトニンの分泌量が多ければ、胸腺が十分に刺激されて、T細胞も多くなり、免疫の機能が高まるというわけです。

そして、前述したとおり、メラトニンには強力な抗酸化作用があります。その力は、ビタミンEやビタミンCと比較してもはるかに強く、もちろん副作用もありません。

睡眠の質の向上、活性酸素の除去、免疫機能の向上と、私たちの体内で獅子奮迅の活躍を見せるメラトニン。その分泌に欠かせないのが神経伝達物質のセロトニンです。

「幸せホルモン」とも呼ばれるセロトニンは、感情のコントロールや神経の安定に深く関わっています。

実は、このセロトニンがメラトニンの材料になっているのです。

脳を活性化し、精神の安定や安心感、元気をもたらしてくれるセロトニンは、日中に多く分泌されます。そして、日が沈んで暗くなると、セロトニンに別の酵素が働いてメラトニンが合成されます。

つまり、メラトニンを大量に分泌するためには、材料であるセロトニンを日中にしっかり分泌させて確保しておく必要があるのです。

そのために欠かせないのが、やはり朝の太陽の光です。

朝日を浴びるとメラトニンの分泌が抑制され、およそ15時間後の分泌予約のスイッチがセットされますが、同じ朝日の刺激によって、体内時計はセロトニン分泌活性化のスイッチもオンにします。そして、十分に蓄えたセロトニンを材料にして、メラトニンがつくられるのです。

セロトニンはウォーキングやランニングなど、一定のリズムでできる運動によっても分泌が促進されます。

たっぷりとメラトニンを分泌し、質の高い睡眠をとるためには、朝日をしっかりと浴びて、日中に適度な運動をする必要があるということです。戦略的な休息として日中に適度な運動をすることは、セロトニン、メラトニンなどのホルモンの力を引き出すためにもとても重要なことなのです。

当然のことのように感じるかもしれませんが、現代社会では当たり前の生活を送るのがなかなか難しいのは、みなさんも実感しているはずです。

ちなみに、セロトニンの原料は必須アミノ酸の一種であるトリプトファンです。トリプトファンは体内で合成することができないので、食事で摂取するのが唯一の方法です。

100グラムあたりのトリプトファン含有量が多い食品として、納豆、牛乳、肉類、アーモンド、クルミ、たらこ、そばなどが挙げられます。

また、セロトニンの合成にはビタミンＢ６も必要ですが、これはレバー、ニンニク、赤身の魚、ピスタチオ、ゴマなどから摂取することができます。

脳の老廃物も睡眠中に回収される

睡眠中に回収されるのは体の老廃物だけではありません。

脳も掃除され、老廃物が回収されています。

超休息法の中核をなす質の高い睡眠は、脳のメンテナンスに大きく寄与しているのです。

私たちの体には毛細血管が隅々まで通っていますが、同じようにリンパ管が張り巡らされています。

体の組織は毛細血管から滲み出た組織液に満たされて、潤いを保っています。その液体はリンパ液と呼ばれています。

動脈側の毛細血管から滲み出たリンパ液は、細胞に栄養を届けたあと、老廃物を回収します。

そして、毛細リンパ管が集まって太いリンパ管になり、リンパ節を通過しながら静脈側の血管へと戻ります。

回収された老廃物は腎臓を経て、尿や便となって体外へと排出されます。

これが、体の老廃物が回収、排出される仕組みですが、脳の老廃物がどうやって回収されているかは、近年までわかっていませんでした。

脳には1分間に700㎖もの血液が集まり、多くのエネルギーを消費します。エネルギーの消費が多ければ、そのぶん老廃物も大量に発生するわけですが、その大量の老廃物の回収経路については長く明らかになっていませんでした。

その回収経路が判明したのは、2010年代に入ってからです。

2013年、アメリカ・ロチェスター大学メディカルセンターの研究チームが、グリア細胞が脳内の毛細血管と連動し、リンパ系と同様の働きをもつ循環システムを構築していると発表しました。

脳内には神経細胞とグリア細胞の2種類が存在しているのですが、睡眠中にこのグリア細胞が縮み、脳細胞間に隙間をつくることで、老廃物を排出するための排水路を形成し、脳の老廃物を洗い流していることがわかったのです。

この仕組みは**グリンパティックシステム**と命名されました。

グリンパティックシステムは、深いノンレム睡眠時に集中的に働くことがわかっており、細胞の修復・再生に欠かせない成長ホルモンの分泌も同時にピークを迎えます。

つまり、**睡眠の質の高さは脳内の清掃作業の質に直結するということ**です。

中高年になると、誰もが一抹の不安を覚えるようになる認知症ですが、睡眠不足や睡眠の質の悪さは認知症と関係が深いと考えられています。

ＷＨＯ（世界保健機関）の発表によれば、現在、世界には５５００万人を超える認知症患者が存在し、毎年約１０００万人が新たに認知症を発症しているとのこと。

高齢化が進む日本ももちろん例外ではなく、認知症患者は増加傾向にあります。

厚生労働省の調査によれば、２０１２年時点で４６２万人だった認知症患者は、２０２５年には７３０万人に増えると予想されています。

認知症にはいくつかの種類がありますが、圧倒的に多いのは脳にアミロイドβというタンパク質（老廃物）が蓄積し、その毒性によって神経細胞が破壊されることで発症するアルツハイマー型認知症です。

アルツハイマー型認知症は、日本人の認知症のうち65％以上を占めています。

このアルツハイマー型認知症の大きな原因の１つとされているアミロイドβも、グリンパティックシステムによって回収されます。

質の悪い睡眠、浅い睡眠が続くと、自ずとアミロイドβを回収しきれずに脳に蓄積されてしまい、その結果、アルツハイマー型認知症発症のリスクが高まると考えられるのです。

アルツハイマー型認知症の原因はアミロイドβの蓄積だけではなく、さまざまな要因があると考えられていますが、質の悪い睡眠や睡眠不足によって老廃物が回収されなくなる事態は、避けるべきことといえます。

また、グリンパティックシステムの研究が進めば、アルツハイマー型認知症やパーキンソン病など、脳内にたまった老廃物が原因と考えられている脳疾患のメカニズムの解明や、治療の開発に大きく貢献するはずです。

人間の脳は、約１０００億個の神経細胞と、その10倍以上のグリア細胞で構成されています。

近年まで、グリア細胞の働きはほとんど明らかになっておらず、「人間は脳の10％

程度しか使っていない」などといわれてきたのは、脳細胞の90％を占めるグリア細胞の機能がわかっていなかったためです。

あまり重要視されていなかったグリア細胞ですが、神経細胞が担っていたと考えられていた脳の高次機能が、実はグリア細胞によって支えられている可能性が指摘され始めています。

また、脳細胞は生まれたときにもっとも多く、加齢とともに減っていくだけと考えられてきましたが、最新の研究ではグリア細胞や海馬の神経細胞が増えることが確認されています。

レム睡眠とノンレム睡眠の仕組みと役割

脳の老廃物を回収するグリンパティックシステムは、深いノンレム睡眠時に集中的に働くと前述しましたが、ノンレム睡眠とレム睡眠について、説明したいと思います。

睡眠は大きくレム睡眠とノンレム睡眠という2つの状態に分かれていて、睡眠中、一定時間で交互に繰り返しています。

レムとはRapid Eye Movement（眼球の素早い動き）の頭文字から名付けられたもので、眼球運動をともなっているのが特徴です。

一般的に、レム睡眠は浅い眠りといわれ、脳は活動していて思考の整理や記憶の定着を行っているといわれており、夢を見るのもレム睡眠のときだとされています。

ちなみにレム睡眠の間は筋肉が弛緩し、体は完全に休息モードに入っています。レム睡眠中に運動や楽器演奏など、習得した運動動作や技術を体に記憶させるともいわれています。

ですから、睡眠が不足して、レム睡眠が短くなると、せっかくの学習やトレーニングの効果が十分に発揮されないということが起こりうるということです。

体の疲労を抜き、リカバーさせるのはもちろん、勉強したことや練習したことをしっかりと身につけるためにも睡眠は欠かせないものなのです。

一方の、眠りが深い状態とされているノンレム睡眠は、脳の休息、成長ホルモンの分泌による体内組織の修復、免疫機能の向上といった役割を果たしているといわれています。体も脳も休息している状態で、脳のニューロン活動やエネルギー消費は1日のなかでもっとも低くなります。

レム睡眠とノンレム睡眠は90分周期

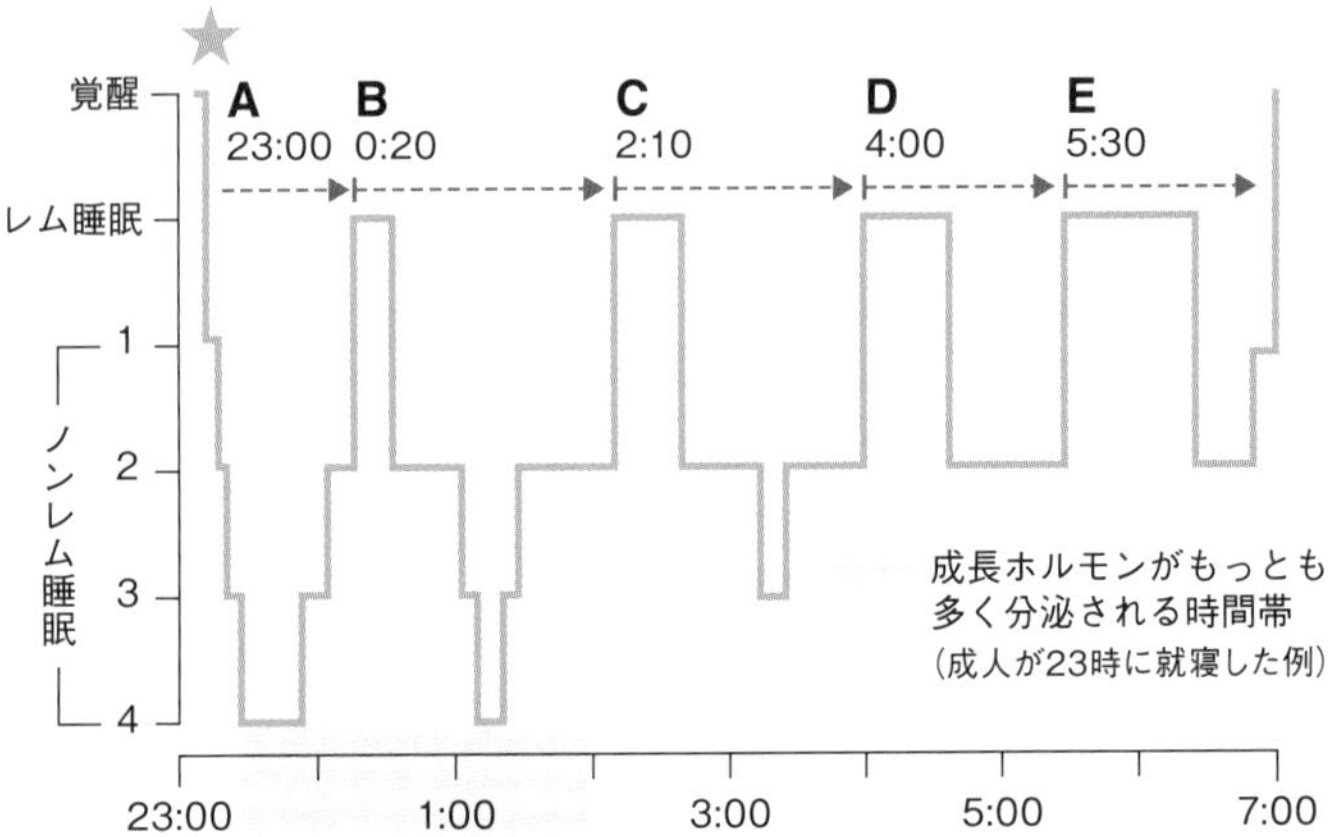

★深い睡眠（ノンレム睡眠）と浅い睡眠　（レム睡眠）が
約90分周期で訪れる

※Dement, W. & Klnetimtan, N.「Journal of Experimental Psychology」(1957年)より作成

人間は眠りにつくと、まずノンレム睡眠になり、次にレム睡眠になります。もっとも深く眠っているとされる最初のノンレム睡眠は、時間にすると約90分間なのですが、眠りの質をいかに高くするかも重要で、アルコールを飲みすぎていたり、就寝直前に食事をしたり、ベッドに入ってもスマホをいじったりしていると、深い眠りに辿り着けなくなってしまいます。

この1セットを約90分サイクルで繰り返すのが、睡眠の基本サイクルです。

ノンレム睡眠は眠りの深さによってレベル1〜4（1が浅く、4が深い）の4段階に分けられます（3、4を区別せず、3段階とする場合もあります）。

成人の場合、就寝すると通常は、すぐにレベル4の深いノンレム睡眠を迎えます。その状態がおよそ90分続き、その後、レム睡眠に入ります。

このノンレム睡眠とレム睡眠のサイクルを数回繰り返したあとに目覚めることになるのですが、セットを繰り返すうちにノンレム睡眠の深さのレベルは低く（浅く）なります。

また、睡眠の前半はノンレム睡眠が長く、後半はレム睡眠が長くなります。

これまでに何度もお伝えしてきましたが、睡眠中、とくに寝入りばなに訪れる深いノンレム睡眠のとき、成長ホルモンの分泌が非常に盛んになります。

1日に分泌される量の7割近くがこのタイミングで分泌され、体の修復・再生のために働きます。

成人に比べると子どものほうがノンレム睡眠の時間が長いのは、成長するために大量の成長ホルモンを必要としているからで、年齢を重ねて大人になるにつれて、深いノンレム睡眠の時間は短くなっていきます。

繰り返しになりますが、脳の老廃物回収システムであるグリンパティックシステムが最大限に働くのも、ノンレム睡眠時です。

体と脳をしっかりと休息させ、心身のコンディションを整えるには、深い眠りにつく必要があるということです。

その深い眠りの時間を確実に得るために、日中に戦略的に休息をちりばめて、サーカディアンリズムと自律神経を整える超休息法を実践、継続していっていただきたいです。

理想の睡眠は何時に寝て何時に起きるのか

心身を完全にリカバーするためには何時間の睡眠が必要なのか、健康的に人生を過ごすためには何時に寝て何時に起きればいいのか。

非常によく聞かれる質問であり、睡眠を語るうえで避けて通れないのが理想的な睡眠時間についてです。

適切な睡眠時間を割り出すためには、次の5つが手がかりになります。

① 成長ホルモンは深いノンレム睡眠中にもっとも多く分泌される
② 深いノンレム睡眠は入眠後すぐに訪れる
③ 成長ホルモンはメラトニンによっても分泌が促される
④ メラトニンは朝、陽の光を浴びてから約15時間後から増加する

質の良い睡眠をとり、心身を十分に休息させるためには、成長ホルモンとメラトニ

成長ホルモンとメラトニンが増える「ゴールデンタイム」

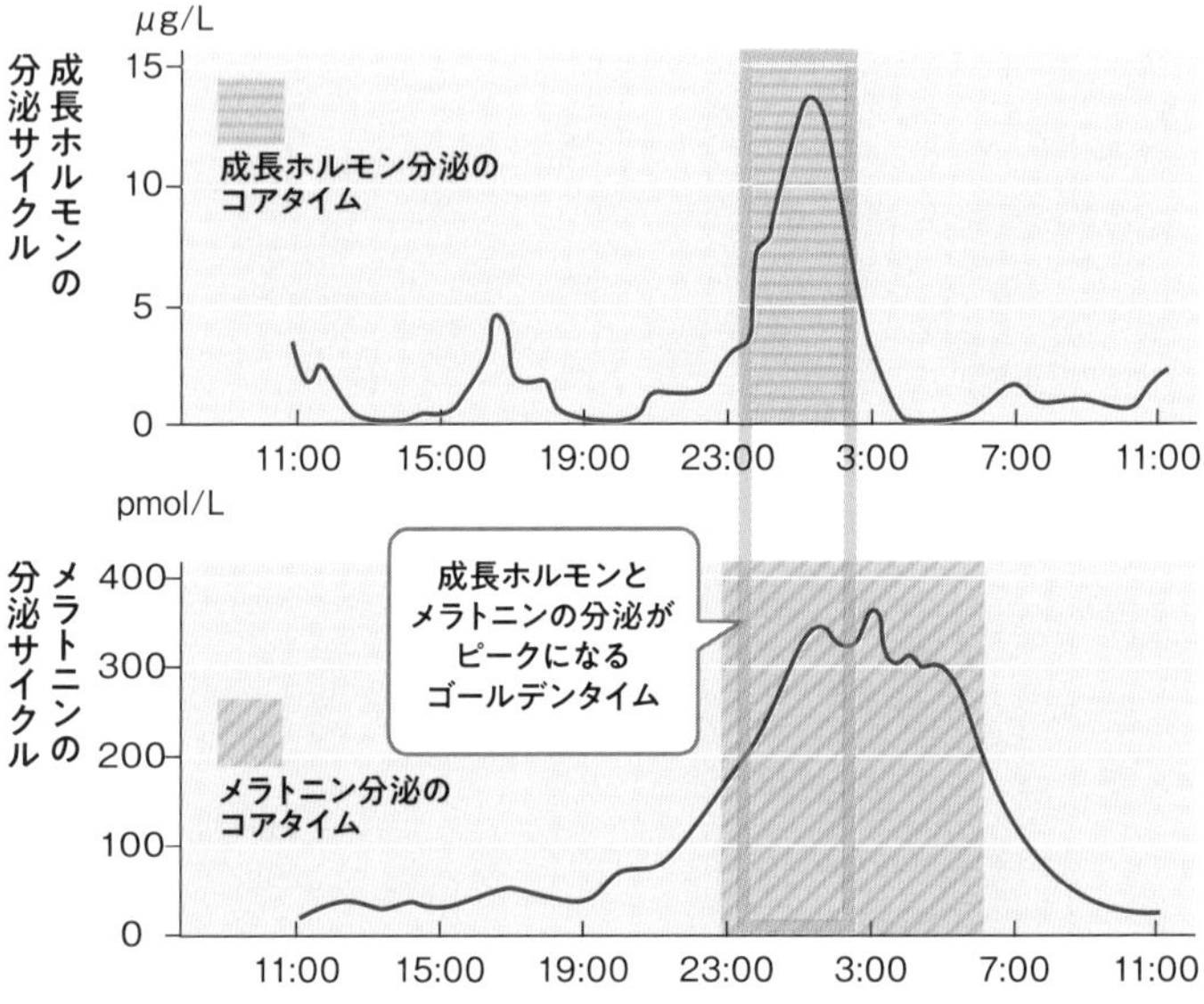

※参考　Neuroendocrine rhythms and sleep in aging men.（Van Coevorden et al,1991）

ンをたっぷりと分泌させる必要があります。そして、メラトニンには成長ホルモンの分泌を促す働きもあります。

つまり、成長ホルモンとメラトニンの分泌のピークを重ね、休息のゴールデンタイムをつくることができれば、効率良く、心身をリカバーできるというわけです。もちろん、サーカディアンリズムを考慮する必要もあります。

そうしたことを踏まえると、24時に寝て翌朝7時に起きる7時間睡眠がかなり理想的であるということがわかります。

なぜ理想の睡眠時間は7時間なのか

ノンレム睡眠とレム睡眠の両方、必要なぶんをとろうとすると、3～4時間の睡眠（90分のサイクルが2～3セット）では足りません。体の修復・再生、老廃物の回収が不十分なまま活動をスタートすることになってしまうからです。

とはいえ、睡眠が長ければ長いほどいいというわけでもありません。

かつてアメリカで、「睡眠時間と死亡危険率の関係」に関する大規模な調査が行われました。

約110万人を対象に6年間かけて行われたこの調査で、もっとも死亡率が低かったのが睡眠時間6時間半から7時間半の人たちでした。

睡眠時間が3時間半～4時間半ほどのあまり眠らない人たち、8時間半ほどの長く眠る人たちは、どちらも7時間睡眠の人たちと比べて15%ほど死亡率が高かったという結果が出ています。

また、私の勤めるハーバード大学医学部関連病院であるブリガム・アンド・ウィメンズ病院が7万人以上の女性を対象に行った「心臓病発生率の統計」の調査では、心臓病発生率がもっとも低いのは7～8時間睡眠の人たちという結果が報告されています。

睡眠時間が6時間以下のあまり眠らない人たちは30%、9時間以上と長く眠る人たちは37%、7時間睡眠の人たちよりも心臓病発生率が高かったのです。

日本国内でも睡眠時間と死亡率に関する調査が実施されており、やはり睡眠時間7時間のグループがもっとも死亡率が低かったという研究報告がされています。

もちろん個人差がありますし、死亡率は運動習慣や食習慣、周辺環境なども複雑に絡み合ってくるものです。

ですから、理想の睡眠時間は7時間というのは、科学的根拠に基づいた信頼に値する目安だと思います。

世の中には短時間の睡眠でも健康を維持できる、ショートスリーパーと呼ばれる人もいますが、それは非常に稀なケースです。

自分ではショートスリーパーだと思っていても、実はそうではなく、睡眠障害を抱えているという場合も多いのです。

基本的には睡眠時間が短いと、せっかく分泌された成長ホルモンが全身の毛細血管まで行き渡り、細胞の修復・再生に働くための十分な時間が確保できません。

7時間ほどの睡眠時間がなければ、睡眠は再生工場としての力を発揮できず、心身は満足な休息をすることができないのです。

とはいえ、前述したように、睡眠時間が長ければいいというわけではありません。

寝すぎることがどうして健康を悪化させるのか、くわしい原因はまだ解明されていませんが、体内時計が乱れてしまうのは大きな要因の1つでしょう。

また、睡眠時間が長すぎるということは、睡眠の質が悪く、その結果としてベッド

睡眠時間と死亡危険率の関係

睡眠時間は短くても長くても体に影響する

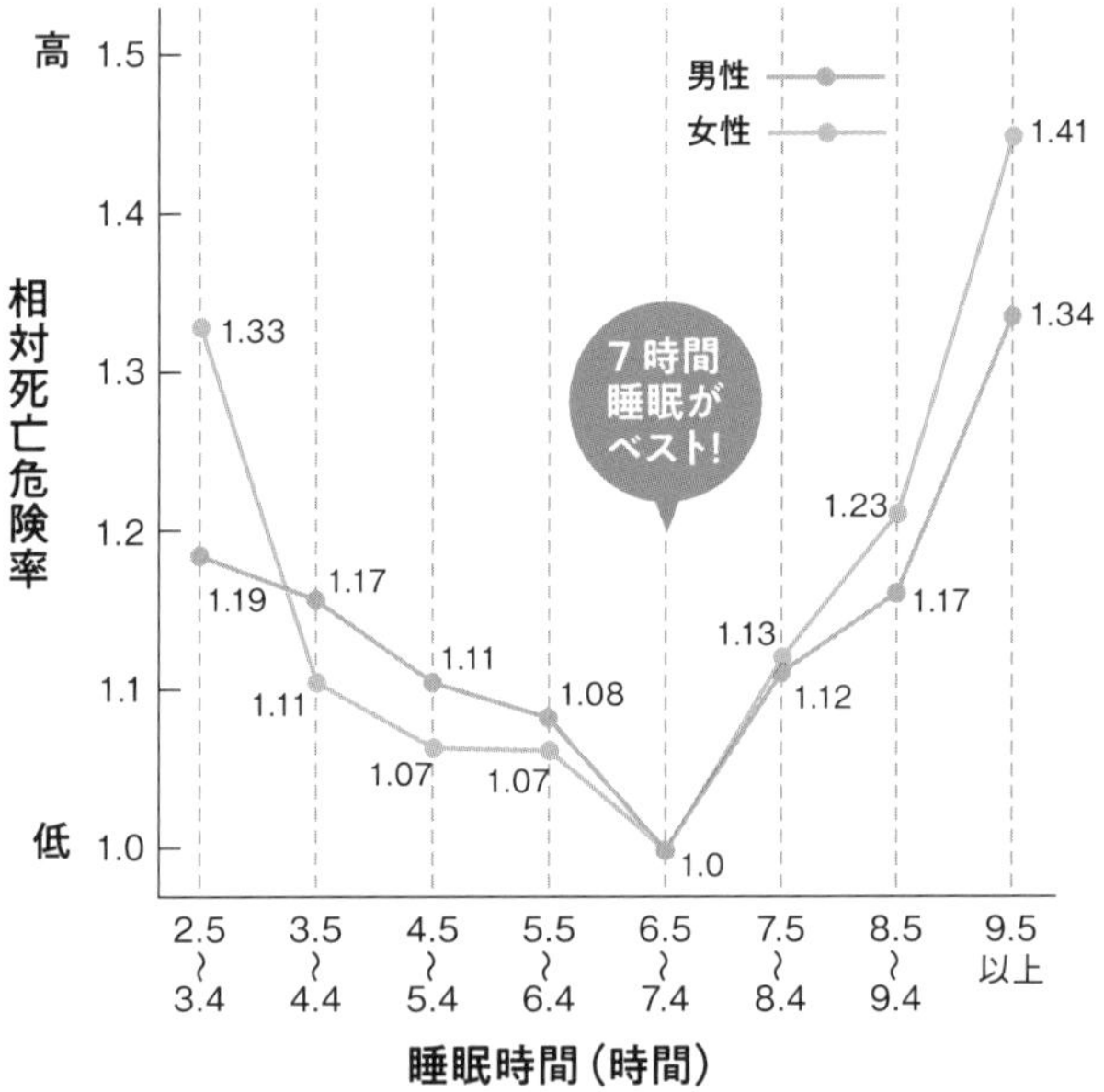

6.5〜 7.4時間睡眠の場合の死亡率を1としたときの死亡危険率

アメリカで実施された調査(1982〜1988年)
Kripke DF.et al:Arch Gen Psychiatry 59:131- 36,2002

カリフォルニア大学の調査によると、睡眠時間が6.5〜 7.4時間の人がもっとも死亡率が低く、短くても長くても死亡率が高くなるという結果が出ているに横たわっているとも考えられます。

寝ている時間が長ければ、当然のことながら活動の時間が短くなります。

活動時間が短いということは、必要な運動時間の確保が難しくなりますし、食事を3食、適度な時間をあけて食べることも困難になるでしょう。

いずれにしても、「睡眠時間が長すぎると死亡率が高くなる」「睡眠時間が長すぎると心臓病発生率が高くなる」という研究結果は、寝すぎることが正しい休息ではなく、健康にマイナスの影響がありえることを示唆しているといえます。

心身のコンディションを良好に保つためには、睡眠時間は7時間を目安にし、短すぎたり長すぎたりしないように注意することが重要です。

たとえば、つねに睡眠時間が9時間、10時間になってしまうという人は、睡眠の質が低下している可能性が高いので、一度生活を見直してみてください。

眠りにつく時間が遅すぎる（夜中の2時、3時まで起きている）、就寝直前に夜食を食べている、布団に入ってもスマホを触っている、夜遅くまでパソコン作業をしている、運動習慣がないといったことがあれば、少しずつ改善していきましょう。

ただし、70代以上になると、ノンレム睡眠、レム睡眠ともに自ずと短くなるため、どうしても若いころと比べると睡眠がとりにくくなります。

ですから、加齢とともに睡眠時間が短くなり、7時間を切ったとしても、日中に眠くて活動に支障が出るといったことがなければ、あまり神経質になりすぎないことも大切です。

睡眠時間が足りないからと安易に睡眠薬などを使うのではなく、日中の活動量を増やす、入浴や呼吸法、ストレッチを取り入れるなど、就寝前に自律神経を整える工夫をしてみてください。

無理に長く寝ようとするのではなく、睡眠の質を高めるようなアプローチをしていきましょう。

理想の睡眠時間が7時間という話をしましたが、どんなに夜更かししても7時間眠れば大丈夫か、朝寝て夜起きる生活でも問題ないかといえば、もちろん答えは「ノー」になります。

7時間眠ればOKということではなく、その質が重要になるからです。

前述したとおり、成長ホルモンとメラトニンの分泌のピークを重ね、体内時計によ る生体リズムも考慮した、24時就寝、7時起床というのが1つの理想型になります。

現実的なのが23時就寝、6時起床なのであればそれでも構いません。就寝が深夜の1時、2時といった時間にならないことが大切です。

24時に就寝したとすると、成長ホルモンの分泌ピークは、最初に訪れるもっとも深いノンレム睡眠のタイミングである、1時〜2時ごろになります。

理想的な7時間睡眠をとるなら、起床は朝7時です。

ここで陽の光を浴びると、15時間後にメラトニン分泌がスタートするスイッチがオンになります。

起床から15時間後、つまり22時ごろからメラトニンの分泌が始まり、体が睡眠モードに向かっていきます。

その眠気を受けて24時前に眠りにつけば、1時〜2時ごろにメラトニン分泌がピークに向かいます。

すると、成長ホルモンとメラトニンのピークがほぼ重なるのです。

メラトニンには成長ホルモンの分泌を促す働きもありますから、再生工場の効率はもっとも高いものになります。

つまり、24時に寝て、7時に起きるという生活サイクルによって、ホルモンの働き

が最大限に引き出されることになるのです。

3時に寝て10時に起きても、成長ホルモンとメラトニンのピークを合わせることができるのではないかと思う人もいるかもしれません。しかし、そうではないのです。なぜなら、そこに体内時計が関係してくるからです。

ホルモン分泌や自律神経の働きは、体内時計が刻むサーカディアンリズムによって制御されています。

地球の自転に合わせて夜になると眠くなり、朝になると目が覚めるという基本リズムが組み込まれています。

就寝直後はノンレム睡眠の割合が多く、朝に向かって浅いレム睡眠の時間が長くなるという睡眠サイクルも、この体内時計のリズムになります。

そのため、朝に向かい始めている夜中の3時に寝ても、深いノンレム睡眠を十分に得ることができません。体内時計の制御による、朝が近づくとレム睡眠の割合が多くなるという睡眠サイクルと一致しないからです。

深いノンレム睡眠が得られなければ、成長ホルモンの分泌は減少してしまいます。つまり、睡眠の質は低く、心身を十分にリカバーできないことになります。

同じ7時間睡眠でも、24時就寝7時起床と、3時就寝10時起床では、質の面で大きな差があるのです。

加齢とともに睡眠障害に陥る人が増える理由

細胞を修復・再生し、脳と体の老廃物を回収して、心身の疲れをとり、しっかりとリカバーするためには、質が高く十分な時間の睡眠が欠かせません。

しかし、現代社会では多くの人が睡眠に問題を抱えているといわれています。

「なかなか寝つけない」「眠りが浅い」「夜中に何度も目が覚める」「もっと寝ていたいのに目が覚めてしまう」といった声を診療の現場でもよく耳にしますし、ワーケーションの研究でも、多くのビジネスパーソンが自分の睡眠の質や時間に満足できていないことがわかりました。

なぜ、このようなことが起こってしまうのでしょうか。

睡眠に何らかの問題が発生し、日常生活に支障をきたしている状態を「睡眠障害」といいます。その症状はさまざまですが、一般的には大きく3つに分けられます。

① 入眠障害

ベッドに入り、眠ろうとしているのに寝つけないというパターン。健康であれば、一般的に5~10分程度で眠りに落ちます。寝つくまでに30分以上を要し、苦痛に感じている状態は入眠障害といえるでしょう。

② 中途覚醒

睡眠中、何度も目が覚めてしまうパターン。再度眠ろうとしてもなかなか寝つけないことも多く、飲酒や夜間頻尿など、深い眠りを妨げる要素によっても起こりやすくなります。

③ 早期覚醒

起きたい時間よりも極端に早く目覚めてしまうパターン。まだ眠りたいと思っていても寝続けることができず、眠気や疲れが残ったまま活動を始めざるをえない状態に陥ってしまいます。

加齢に起因することが多いため、中高年や高齢者になると、睡眠障害を起こす可能性が高くなります。高齢者の場合は、定年退職による活動時間の減少とメリハリのない日常生活に、配偶者との死別や家庭の事情による独居といった心理的ストレスが加わり、睡眠障害にかかりやすくなります。

では、どうして中高年や高齢者になると睡眠障害を起こす人が多くなるのでしょうか。そのカギを握っているのが、ここまでに何度も登場している睡眠ホルモンのメラトニンです。

体内時計と連動し、脳にある松果体という器官から分泌されるメラトニン。私たちを眠りに誘うだけでなく、成長ホルモンの分泌促進、活性酸素の除去、免疫力の向上といった効果がある、質の高い休息に不可欠なホルモンです。

朝、太陽の光を浴びると、メラトニンの分泌が抑制されると同時に約15時間後の再分泌のタイマーがセットされます。

夜になるとタイマーによって分泌が増え始め、眠りを誘発するという仕組みです。

ところが、年齢を重ねると、夜間に分泌されるメラトニンの量は残念ながら減少してしまいます。

メラトニンの分泌量は20代のころと比較すると40代で約半分に、60代になると約4分の1まで減少します。

このメラトニン分泌の減少により、体内時計と睡眠のリズムが乱れてしまうことが、中高年や高齢者の睡眠障害の原因になると考えられています。

加齢にともなうメラトニンの減少は生理的に致し方ないことです。しかし、健康的な生活を送れば減少スピードを遅らせることはできますし、半分や4分の1になったとしても、分泌されるメラトニンに無駄なく働いてもらえば、かなりの力を発揮してくれることも確かです。

年齢を重ねたら、メラトニンの分泌量を最大化しながら、貴重なメラトニンにできるだけ効率良く働いてもらうためにも、自律神経の波を整え、体内時計のリズムを意識した生活を送ることが大切なのです。

深い眠り、つまりノンレム睡眠の減少も、中高年や高齢者が睡眠障害を引き起こす原因の1つだと考えられています。

前述したとおり、睡眠にはノンレム睡眠とレム睡眠があります。眠りに落ちると、

若者世代と高齢者の睡眠比較

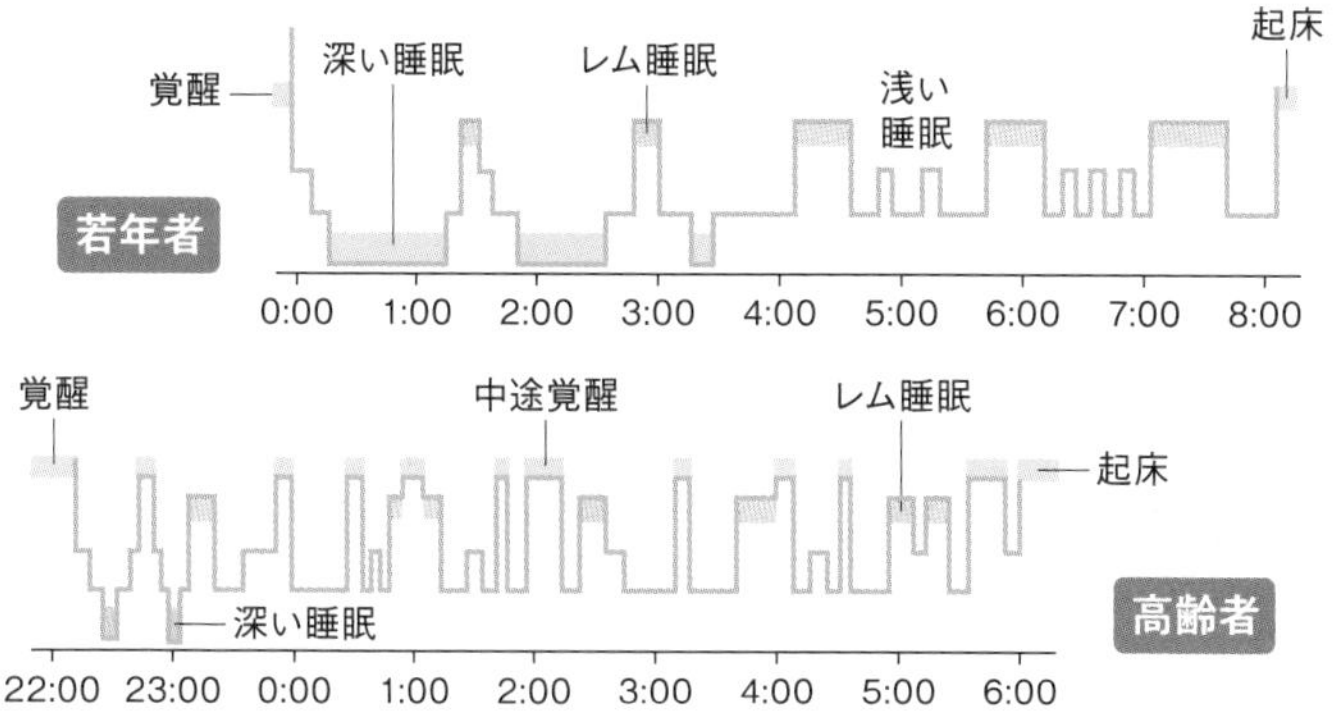

※厚生労働省「e-ヘルスネット」より

まずノンレム睡眠になり、次にレム睡眠になります。この1セットを、約90分サイクルで1晩に4~5セット繰り返すのが、睡眠の基本サイクルです。

ノンレム睡眠は寝入りばなに訪れる一度目がもっとも深く、それ以降、朝が近づくにつれて浅く、短くなっていきます。ところが、年齢を重ねると、ノンレム睡眠は全体的に浅く、短くなっていくのです。

若いころは、もっとも深いレベル4まで届いていたノンレム睡眠も、加齢とともに徐々にそこまで行き着かなくなり、その後、数回訪れるサイクル内でのノンレム睡眠も浅くなります。

年齢別の睡眠時間と睡眠の内容

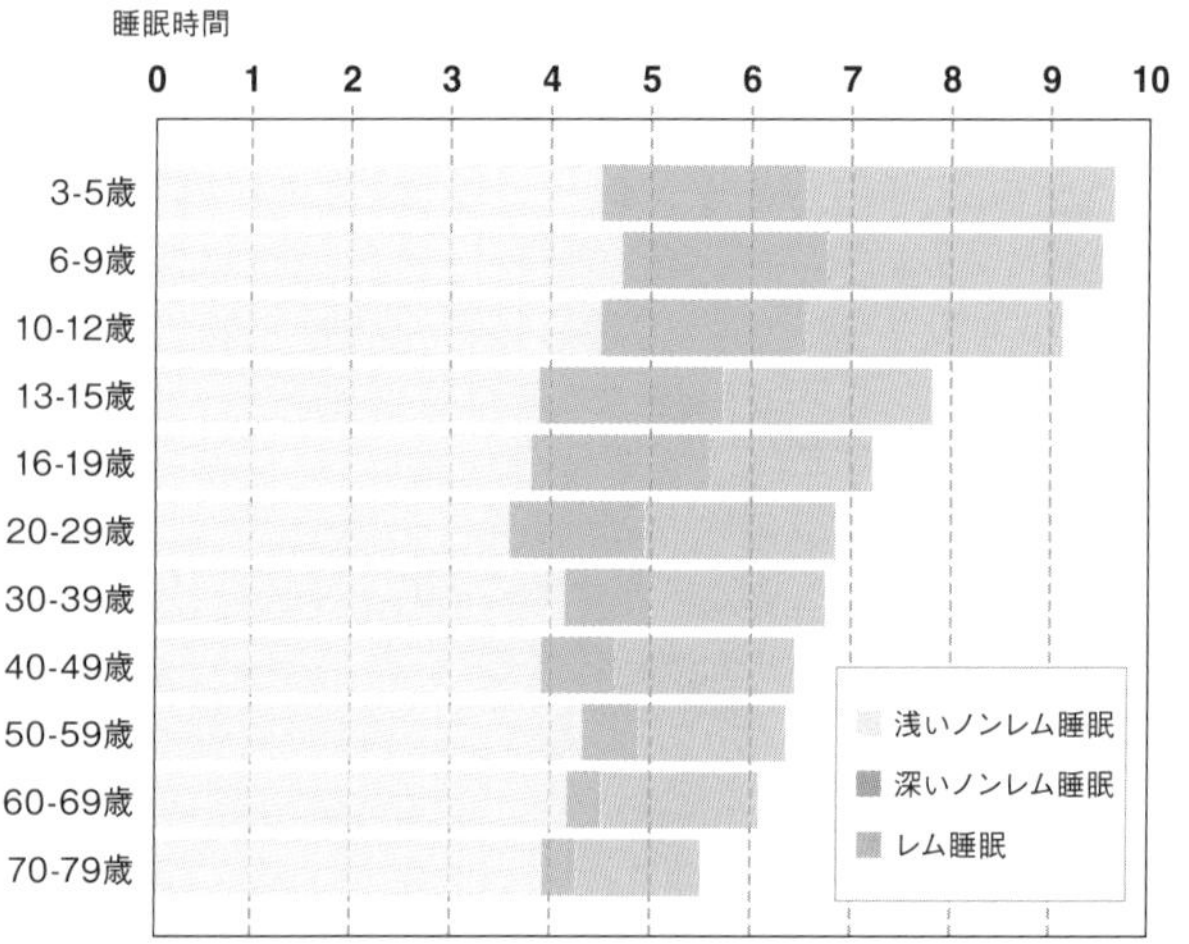

※厚生労働省「e-ヘルスネット」より

また、もともと浅い眠りであるレム睡眠は一層浅くなります。

全体的に眠りが浅くなるため、本来なら熟睡しているノンレム睡眠のときでも音や光などの刺激で目が覚めやすく、レム睡眠時に覚醒ラインを超えてしまうといったことも起こります。それが中途覚醒や早期覚醒の原因というわけです。

そして、もう1つ重要なのが自律神経です。自律神経のパートで説明したとおり、自律神経には、脳や体がアクティブに活動するときに優位になる交感神経と、睡眠中やリラックス時に優位になる副交感神経があります。両者がバランスをとりながら、昼夜で大きな波をつくり、睡眠中にしっかりと副交感神経優位になることが、深く、質の高い睡眠には欠かせません。

交感神経の働きは歳を重ねてもそれほど変化しませんが、質の高い睡眠に関わる副交感神経の働きは、年齢とともに低下します。そのため、中高年世代は交感神経だけが強く働き、自律神経がアンバランスな状態に陥りやすくなるのです。

ただでさえ、現代人は、本来、副交感神経が優位になるべき夜になっても、仕事や遊びで活発に活動し、パソコンやスマホが発する強い光の刺激を浴びているため、交感神経優位に傾きがちです。

生活習慣による交感神経への傾きと、加齢による副交感神経の衰えが重なれば、自律神経のバランスは大きく崩れ、睡眠障害を引き起こす要因となるでしょう。

それを避けるためには、日頃から自律神経のメリハリとバランス、そしてサーカディアンリズムを整えることを意識した戦略的休息を取り入れる〝超休息法〟生活を送る必要があるのです。

序章　生きることは休むこと

第1章　正しい自律神経の整え方

第2章　正しい体内時計の整え方

第3章　正しい睡眠方法

第4章　正しい睡眠の質の高め方

第5章　正しい食事のとり方

第6章　超休息のための正しい呼吸法

ハーバード&ソルボンヌ大学ドクターが教える！

超休息法

睡眠の質を高める生活

心身を正しく休息させ、リカバーするためには十分な睡眠時間の確保が必要であること、そして可能な限り、その質を高めることの重要性を説いてきました。

質の高い睡眠を継続的にとることは、超休息法の核となります。

ここまで読んでくださった方なら、サーカディアンリズムや体内時計、自律神経の波を意識するのが大切であることは理解していただけているかと思います。

そのうえで、さらに睡眠の質を高めるためには、就寝前の数時間の過ごし方がとても重要になります。体内時計のパートで前述していますが、夕食はできれば20時まで、遅くとも21時までに食べ終えるのが理想です。

残業がある日は仕事が終わるまで夕食を食べずにいる、就寝前に夜食を食べるのがルーティンになっている、夕食後のリラックスタイムに動画鑑賞しながらスイーツを食べるのが日課といった人もいるかもしれません。

ときに夕食が遅くなる日があったり、自分を甘やかす日があったりするのはもちろん構いません。私も、診療に忙しくて夕食が遅くなってしまうことはあります。しかし、睡眠の質を考えると、なるべく避けるべきであることは間違いないでしょう。

前述したように、就寝直前に食べ物を摂取すると、眠りについたときに胃の中にたっぷりと食べ物が残っている状態になり、消化活動が優先されて、血流が胃腸に集中してしまい、リカバーが後回しになります。また、食後すぐに横になると、胃酸が食道に逆流する可能性が高くなり、逆流性食道炎のリスクが上がります。逆流性食道炎とは、強い酸性をもつ胃液や、消化途中の食べ物が食道に逆流して起こす炎症のことです。ベッドやソファに寝転がりながらの間食も、逆流性食道炎の原因になるので注意しましょう。

睡眠の質の向上のためには、3時間前からはできるだけ浴びる光量を落とすことが大切です。たとえば、室内の光を弱める、夜用の照明に切り替えるなどして、部屋を薄暗くしましょう。よほどの急用がない限りは、コンビニやドラッグストアなど明るい場所へ出かけるのも避けましょう。

近年は、24時間オープンしているスポーツジムがあり、好きなときにトレーニングができる環境があったりもします。しかしながら、睡眠の質のことを考慮するのであれば、夜遅くに明るい場所で、交感神経が優位になる激しい運動をすることは推奨できません。

リカバーを促進する入浴方法

さらに睡眠の再生工場の効率を上げるためには、入浴も効果的です。

前述したように、入浴すると心身がリラックスし、副交感神経が高まります。また、入浴後に表皮から放熱される際に深部体温が下がり始め、眠気が誘発されます。

最適なお湯の温度には個人差があり、季節によっても異なりますが、38〜41度の少しぬるめのお湯に10分ほど浸かるのが理想です。

熱めのお湯が好きという人もいるかもしれませんが、お湯の温度が高過ぎると交感神経が優位になる可能性が高いので注意しましょう。

入浴時はまず10分間お湯に浸かり、副交感神経を優位にして血管をゆるめます。

次に、泡立てたスポンジやボディタオルを使い、やさしく洗うリンパシャワーを行います。

血管に並走し、全身に張り巡らされたリンパ管中を流れるリンパには、老廃物を回収し、体外へ排出する働きがあります。

リンパの流れを良くすれば、その回収作業がスムーズになるというわけです。

頭部→胸→肩→肘→手→背中→腰→尻→太もも→膝→足の順で、泡立てたスポンジやボディタオルを使って体をなでるようにやさしく洗ったら、今度は足→膝→太もも→尻→腰→背中→手→肘→肩→胸→頭部の順でシャワーを当てて洗い流します。

その後、もう一度湯船に浸かって、お風呂から上がるといいでしょう。

入浴後は、軽くストレッチをすると、副交感神経がより優位になりやすく、毛細血管への血流が促進されます。

盲点となりやすいのが、浴室の照明です。せっかく部屋の明かりを薄暗くしていても、入浴時に強い光を浴びるとメラトニンの分泌が抑制されてしまう可能性があります。寝室やリビングと比べると調光機能が整っていることが少ない浴室ですが、そもそもそんなに明るくする必要がない場所でもあるので、設置するライト自体を暗くするなどして、夜の入浴時に強い光を浴びないよう工夫してみてください。そうすることで、入浴タイムをより質の高い休息時間にすることができます。

疲れがたまっているときは、少し熱め、42度くらいのお風呂に10分ほど浸かる入浴方法もおすすめです。

熱めのお湯に浸かって体を温めると、体内で**ヒートショックプロテイン（HSP）**というタンパク質が生成されるからです。

HSPとは、ショウジョウバエを高温環境下で飼育することで増加するタンパク質として、1962年に報告されました。その後、熱ストレス以外にも物理的、化学的、精神的なさまざまなストレスや運動によって誘導されることが明らかになり、ショウジョウバエ以外にも、ヒトを含む動物、植物、細菌といったあらゆる生物においてHSPが合成されることがわかっています。

生物の細胞はおもにタンパク質と水で構成されていますが、ストレスによってタンパク質が損傷すると細胞が正常に機能することが難しくなってしまいます。

HSPには痛んだ細胞を修復する働きがあり、細胞にストレスがかかると、そのストレスから体を守るために増産されます。

熱めのお湯に浸かる入浴方法は、ストレスによって増産されるHSPの性質を利用して、体内のHSPを増やそうというものです。

HSPを日頃から増やしておけば、ストレスに対して体が強くなりますし、細胞が傷ついた際にも素早く修復することができ、病気の予防にもつながります。

運動時の疲労の軽減、紫外線からの皮膚の保護、酸化ストレスによる皮膚や血管の老化予防といった効果も期待できます。

HSPはストレスによって誘導されるものですが、過度なストレスが継続すると、HSPは減少してしまうので、適度な負荷であることが大切です。

入浴でHSPの生成を期待するのであれば、42度で10分間を目安にしましょう。それ以上の長湯は血栓ができやすくなるなどのデメリットが出てきます。

また、お湯の温度が42度でも交感神経が刺激され、眠れなくなることもあります。

夜に行うのならば、就寝の2時間前までに、週1回くらいのペースで実践するのが良いでしょう。

入浴前後に注意するべきこと

入浴時間によっても異なりますが、一般的に人は、入浴時に300～800㎖前後の汗をかくとされています。

十分な水分補給をしなければ、脱水症を引き起こす可能性が高くなります。

入浴前にコップ1杯程度、入浴後にさらにコップ1杯程度、あわせて500㎖ほどの水分を補給するようにしてください。

お酒が好きな方のなかには、「風呂上がりの1杯を楽しみにしている」という方もいるかもしれませんが、避けるべき行為です。

アルコールには利尿作用があるので、脱水症のリスクがさらに上がってしまうからです。

また、浴室の中と外の温度差にも注意が必要です。

暖かい部屋から寒い部屋への移動など、急激な温度変化によって血圧が大きく変動し、それをきっかけに心筋梗塞や不整脈、脳出血、脳梗塞などを引き起こすことをヒートショックと呼びます。

ヒートショックは体全体が露出する入浴時に多く発生するので、注意が必要です。

たとえば、暖房の効いた暖かいリビングから、温度の低い脱衣所や浴室に移動すると、体の熱を逃さないようにするために、血管が急に収縮して血圧が上昇します。

その後、温かい湯に入ると体が温まって血圧が下降します。

この血圧の急激な上昇と下降がヒートショックを引き起こすのです。

また、高温および長時間入浴により体温が高くなりすぎたときや、湯船から急に立ち上がった際などに、脳への血流量減少により一過性の意識障害を起こす可能性もあります。

浴槽内でヒートショックが起こると、失神して溺れてしまうなどの2次的な事故につながるケースもあるので、十分に注意してください。

とくに、高齢者は日頃、元気にしていても血圧変化をきたしやすく、若いころと比較して体温を維持する機能も低下しているので、ヒートショック対策は欠かせません。

また、高血圧の方は、血圧の急激な変動による低血圧が起こりやすく、意識を失う可能性が高いといえます。

糖尿病や脂質異常症の方は、動脈硬化が進行し、血圧を適正に保つことが難しい場合があるので注意が必要です。

ヒートショックを予防するため、冬の間はとくに浴室や脱衣所を暖かくしてから、入浴に向かうようにしましょう。

浴槽にお湯がたまっている場合は、蓋を外しておくと浴室の温度を上げることができますし、浴室内にシャワーでお湯を撒くのも効果的です。

湯温は基本的には38～41度に設定し、熱くしすぎないようにしましょう。

また、入浴の際は、手や足などの心臓から遠い場所にかけ湯をして、体をお湯に慣れさせてください。

そして湯船から出る際は、ゆっくりと立ち上がることを心がけましょう。もちろん、水分補給も忘れないようにしてください。

夜になったらデジタル機器から距離をとる

スマホやパソコンは、現代人の生活にはなくてはならないものになっています。就寝直前まで、メールやSNSのチェックをしている、仕事終わりのリラックスタイムは動画視聴やネットサーフィンをして過ごしているという人も多いでしょう。

しかし、スマホやパソコンのディスプレイから発生するブルーライトは、視神経を刺激してメラトニンを抑制しますし、電磁波はメラトニンを破壊してしまいます。

睡眠ホルモンとも呼ばれるメラトニンには、自然な眠りを誘発する作用があります。

ここまで繰り返し述べてきましたが、朝、陽の光を浴びて体内時計がリセットされると、その情報は松果体に伝わり、約15時間後にメラトニン分泌がスタートするようにタイマーがセットされます。

朝7時に起床して陽の光を浴びたとすれば、22時ごろにメラトニンの分泌がスタートし、体は就寝モードになるというわけです。

この**メラトニンの分泌が高まるはずの時間帯に、メラトニンの抑制や破壊を促すデ**

ジタル機器を使用していれば、当然、睡眠の質は悪くなってしまいます。

メラトニンには、内臓・器官、筋肉、骨などの修復に欠かせない成長ホルモンの分泌を促す、胸腺を刺激して免疫チームを構成するT細胞をつくらせる、活性酸素を除去するといった働きがあります。

私たちの健康維持に欠かせないメラトニンを守るために、夜はデジタル機器から離れる必要があるのです。

ブルーライトとは、一般的に波長が380～500ナノメートル程度の青色光のことで、可視光線のなかでは波長が短く、エネルギーが強い光です。

スマホやパソコンのディスプレイのほか、液晶テレビやLED照明もブルーライトを発します。

少なくとも就寝の2時間前からは、ブルーライトを発するデジタル機器を使用しないことが大切です。

また、寝室や浴室、トイレの照明は暗いものにする、夜中に目が覚めてしまったときもスマホを見たり、部屋を明るくしたりすることを避けるといった工夫が、睡眠の質を高め、心身の効率的なリカバリーを促進してくれるでしょう。

デジタル機器と自律神経

デジタル機器の使用は、自律神経のバランスにも影響を与えます。まずは、ワーケーションの研究の際に行った実証実験のデータのサンプルを見てみましょう。

デスクワークが中心のEさん。パソコンを使用したリモート会議に資料作成など、仕事中の多くの時間、パソコンに触れている環境です。

日中、交感神経優位の状態が続くのは問題ありませんが、就寝中になかなか副交感神経が上がってきません。

この原因は、就寝前のリラックスタイムに行っているスマホでのゲームにあると考えられます。

本人は息抜きのためにやっているつもりのゲームですが、基本的には交感神経優位に導くものです。

もちろん、就寝直前までブルーライトを浴び続けていれば、メラトニンの分泌も抑制されてしまうので、スムーズな入眠が難しくなりますし、睡眠の質も低いものになるでしょう。

では、Eさんのワーケーション中のデータも見てみましょう。あらためておさらいしておくと、ワーケーション中のスケジュールは次のとおりです。

・7時：起床（日光を浴びてコップ1杯の水を飲み、朝食とシャワーを済ませ、リンパマッサージを受ける）
・9時～11時半：ミーティングおよびリモートワーク
・11時半～12時：ウォーキングか、ラジオ体操などの音楽に合わせたエクササイズ
・12時：昼食後に仮眠
・16時：仕事を終了
・18時～19時：ジョギングまたは筋力トレーニング
・20時～21時：夕食
・22時：入浴
※23時以降の飲食は水、お茶、牛乳のみ摂取可。夕食後は電子機器の使用を禁止

Eさんの Before Day1、Day2、Day3 グラフ

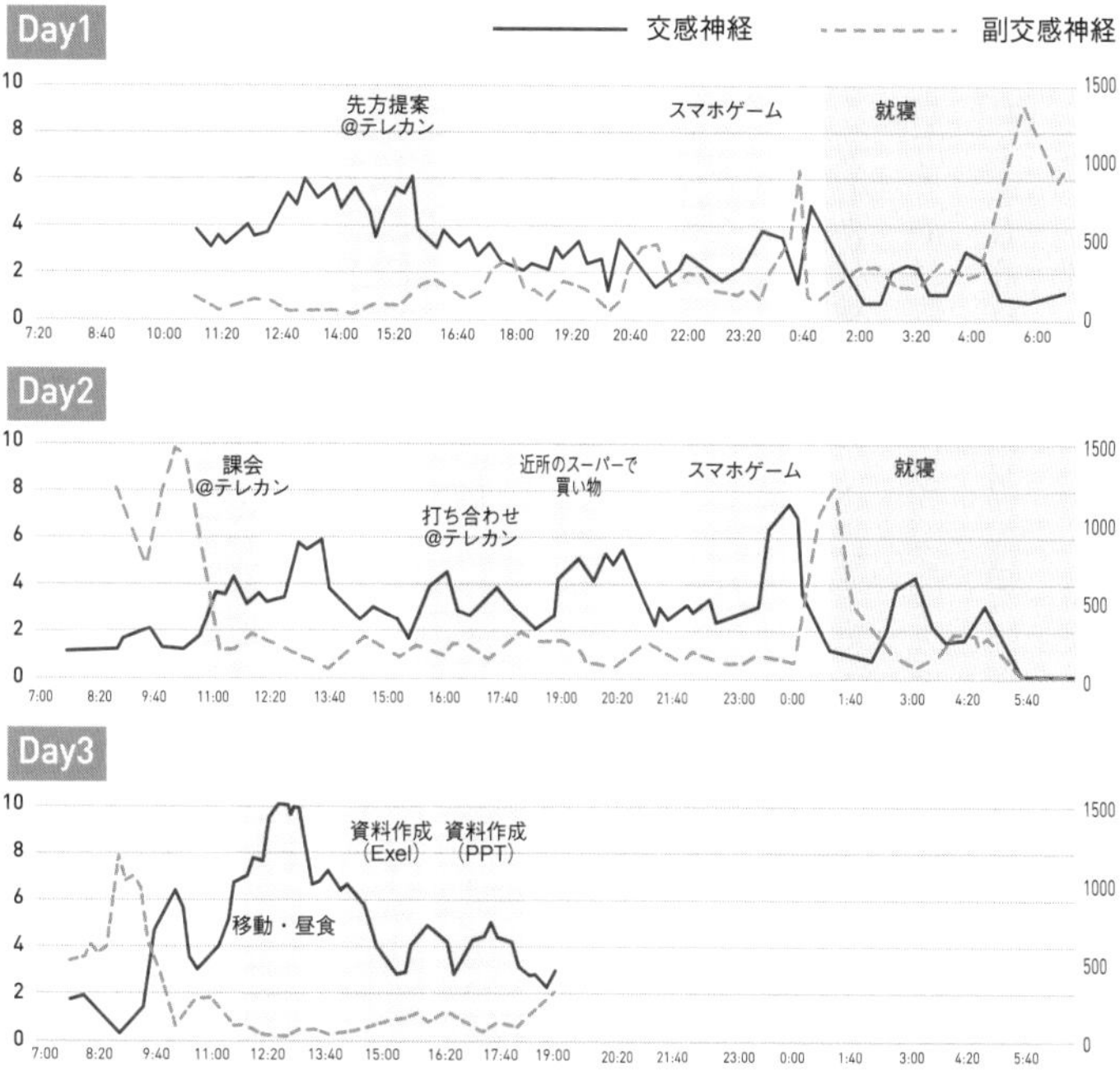

ワーケーション前のデータと比較すると、就寝中の副交感神経の上がり方に大きな違いがあることがわかります。

自律神経のバランス調整には複数の要素が影響し合いますが、就寝前にスマホに触れるのをやめることが、プラスに働いている可能性は高いでしょう。

もう1人、別の方のデータも見てみましょう。

晩酌をしながらスマホでSNSを眺めたり、テレビを観たりするのが、Fさんのよくある夕食後の過ごし方です。グラフを見ればすぐにわかるように、その時間帯は仕事中よりも大きく交感神経が上がっています。

これには、アルコール摂取が大きく影響していると考えられます。

そして、Fさんはそのまま就寝へと向かいますが、交感神経優位の状態が続き、副交感神経がなかなか上がってきません。これには、アルコールとともに就寝直前までのデジタル機器の利用が関係しているでしょう。

眠りを誘うためにナイトキャップ（寝酒）を習慣にしている人がいますが、お酒によってもたらされる睡眠は非常に浅く、中途覚醒しやすいものです。たしかに、アルコールには睡眠を誘う作用がありますが、その効果は長く続きません。

Eさんのワーケーション中 Day1、Day2、Day3、Day4グラフ

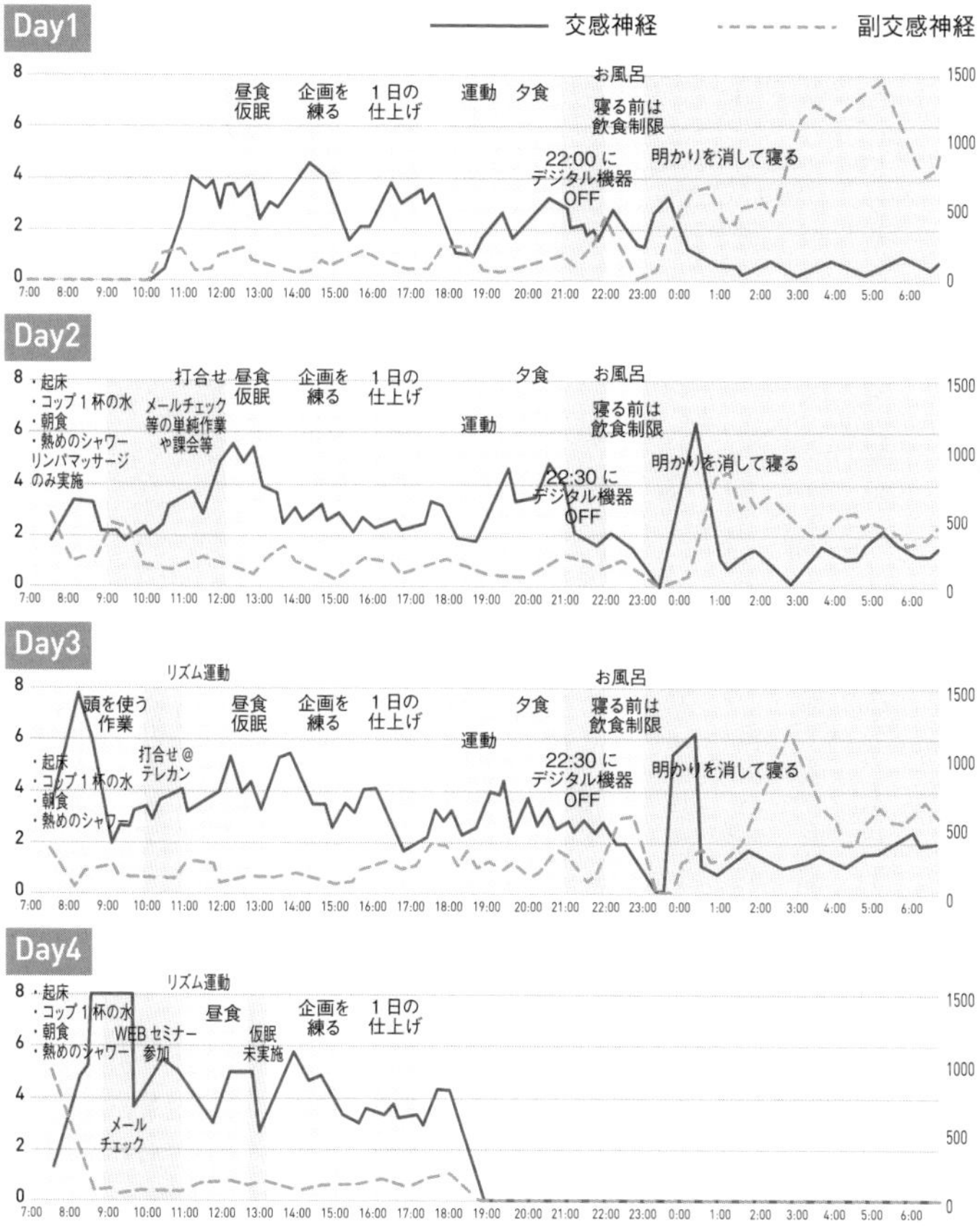

体内でアルコールの代謝が進むと、アセトアルデヒドという代謝産物ができます。このアセトアルデヒドには覚醒作用があり、その結果、中途覚醒し、今度は目が冴えてしまって寝つけなくなるということが起こるのです。また、アルコールの分解のために、肝臓がフル稼働することになり、体が休まりません。

本来ならば、全身の修復・再生にエネルギーを割くべきときに、アルコールの分解という余計な作業をしていると、当然、心身のリカバーの効率は低下します。

メンテナンスが十分でなければ、疲れが残ったままで翌朝を迎えることになります。また、泥酔して寝てしまっているという場合、その眠りは本来の睡眠ではありません。アルコールの作用により中枢神経が麻痺した状態なので、睡眠というよりは気絶している状態に近く、体の再生工場の働きはほぼストップしてしまいます。

深酒をすると、ぐっすり寝たような気がしても、疲労がとれていないのはそのためです。これでは、せっかく寝ても、休息とはほど遠い状態になってしまいます。

では、Fさんのワーケーション中のデータを見てみましょう。

就寝中にしっかりと副交感神経が上がっていることがわかります。

就寝前のデジタル機器の利用とアルコールを控えた効果が高いといえるでしょう。

Fさんの Before Day1、Day2、Day3 グラフ

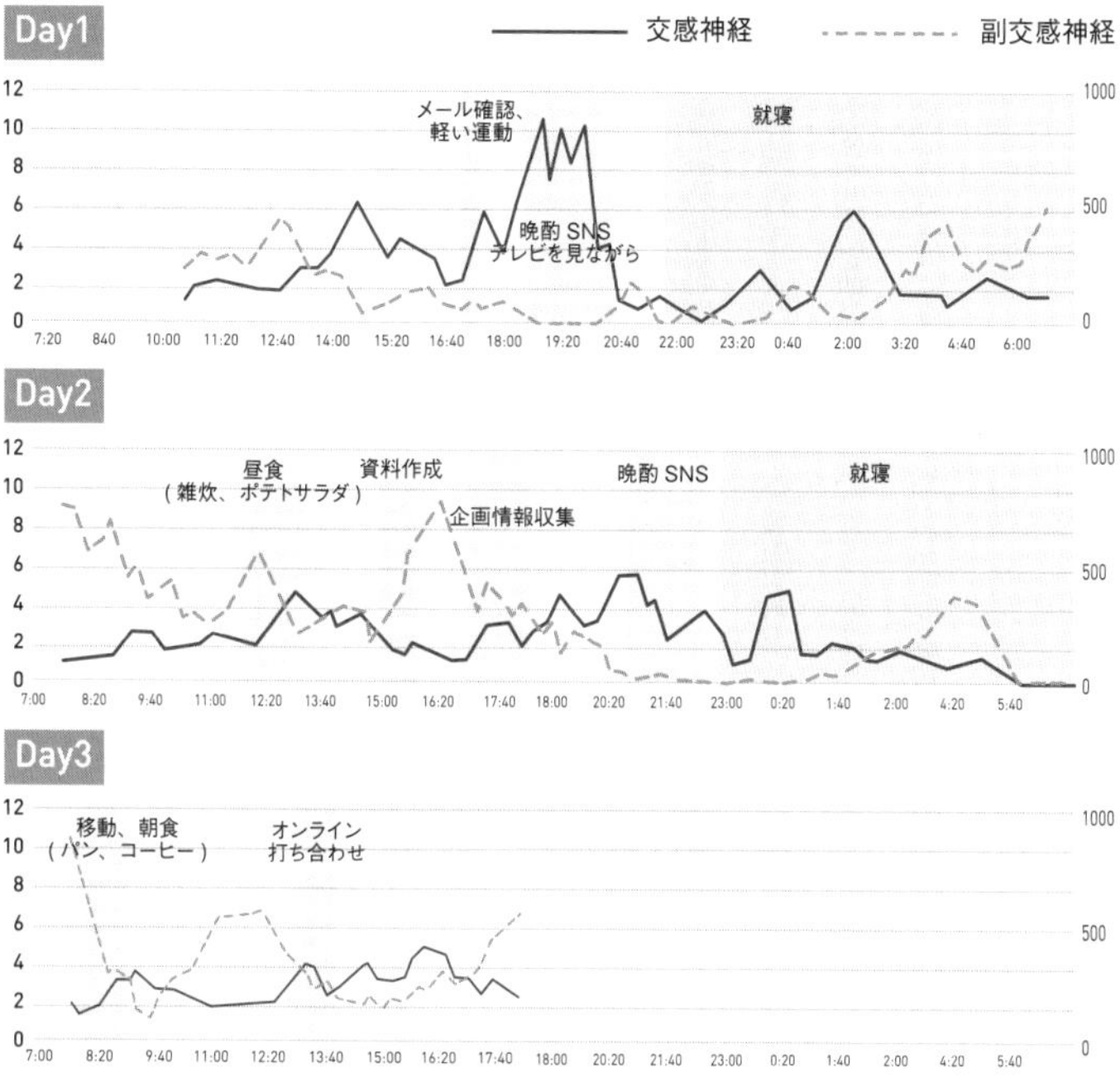

日中も副交感神経優位の時間が長くなっていますが、日中の運動習慣を身につけ、規則正しい生活を続けていれば、自ずとバランスがとれていくことでしょう。

就寝直前に避けるべき飲み物はアルコールだけではありません。紅茶やコーヒー、緑茶など、カフェインを含む飲料には覚醒作用があり、メラトニンの分泌を抑制します。就寝の数時間前からは摂取を控えるように心がけましょう。

就寝近い時間帯に飲むのであれば、水か白湯《さゆ》、ホットミルク、もしくはハーブティーにしておきましょう。ビタミンCの宝庫といわれるローズヒップティーや、緊張や不安を和らげる作用があるカモミールティーなどがおすすめです。

細かなことですが、できれば睡眠直前の歯磨きも避けましょう。

歯磨きによって、歯茎がリズミカルに刺激されると、メラトニンの分泌が抑制されたり、交感神経が優位になったりすることが起こります。睡眠直前の歯磨きは、「超休息法」の妨げになります。

また、歯磨き粉に含まれていることがあるメントール成分には覚醒作用があります。

寝る直前に歯磨きを行っている人も多いと思いますが、夜の歯磨きはベッドに入る30分前には済ませるようにしましょう。

Fさんのワーケーション中 Day1、Day2、Day3、Day4グラフ

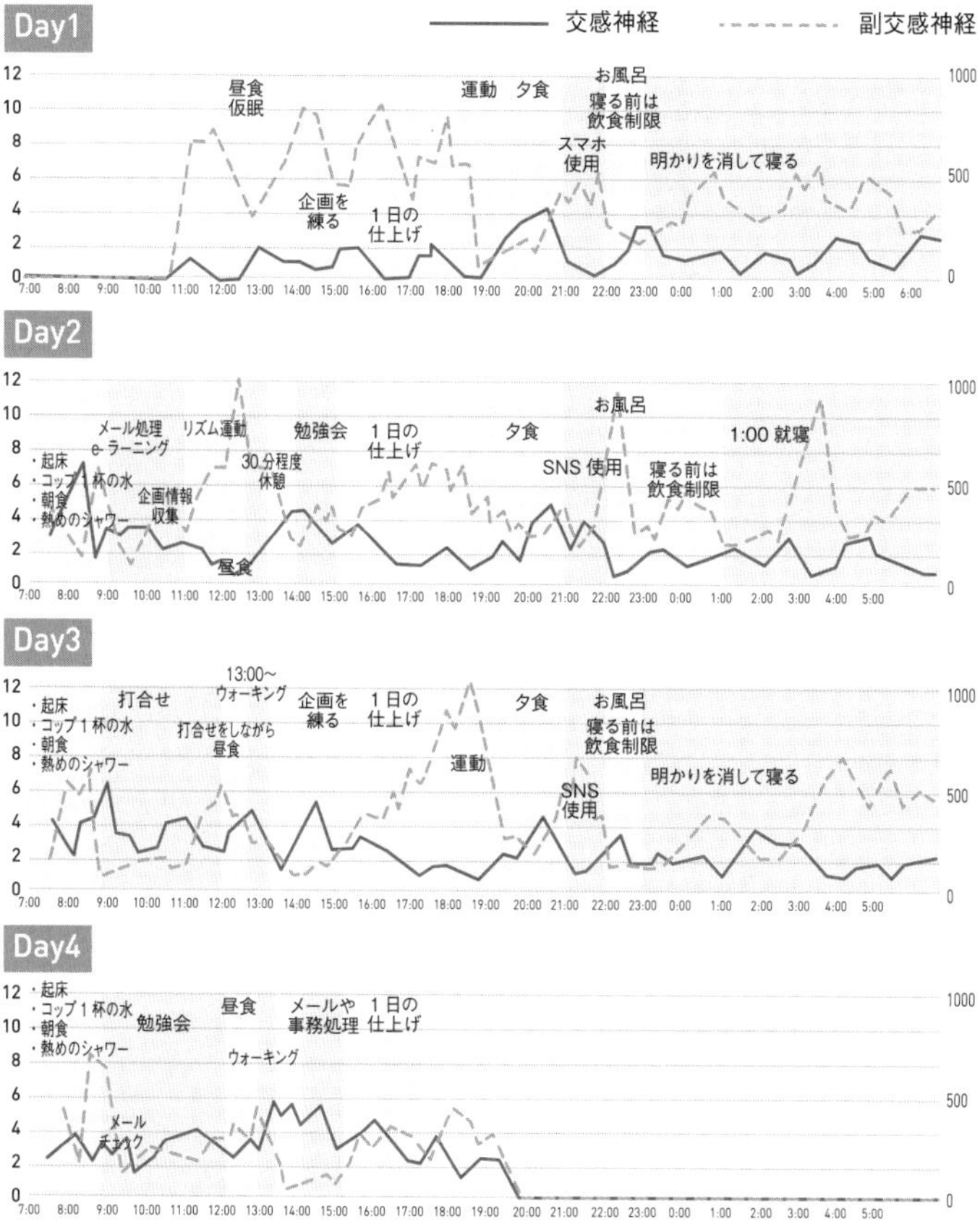

デジタルデトックスの重要性

デジタル機器がおよぼす影響について。ワーケーションの研究とは別に、私が論文化した実験とそのデータを紹介したいと思います。

健康的な20歳前後の男性を対象にしたもので、参加した15人を無作為に次の3つのグループに分けて、自律神経と血圧を測定したものです。

A：就寝前に約3分間の腹式呼吸を行う（鼻からの吸気4秒、休止4秒、呼気8秒の連続12呼吸）

B：就寝1時間前からスマホ、タブレット、パソコンなどのデジタル機器の使用を禁止し、就寝前に約3分間の腹式呼吸を行う（鼻からの吸気4秒、休止4秒、呼気8秒の連続12呼吸）

C：就寝前に腹式呼吸は行わず、デジタル機器の使用を許可

この実験の結果が次のグラフです。

3つのグループのいずれも、日中よりも就寝中に副交感神経のパワーが上がっていましたが、その上がり方に差がありました。

就寝前にデジタル機器の使用を禁止し、腹式呼吸を行ったBグループがもっとも副交感神経の上がり方が顕著で、それに続いたのが腹式呼吸を行ったAグループでした。

交感神経については、3グループとも就寝中にパワーが下がっていましたが、副交感神経とは逆に、Cグループがもっとも高いという結果になりました。

このことから、**睡眠の質を高めるためには、少なくとも就寝の1時間前にはデジタル機器の使用を避け、腹式呼吸によって副交感神経優位の状態を導くことが効果的**であることがわかります。

血圧については、ベースラインのほか、就寝中に二度（午前2時と午前4時にウェアラブルデバイスで自動計測）、実験開始の24時間後に計測しました。

一般的に就寝中の血圧は活動中よりも下がるもので、どのグループも収縮期血圧（最高血圧）、拡張期血圧（最低血圧）ともに低下しています。

そのうえで、AグループとBグループは、Cグループよりも下がり幅が大きなものでした。

微差のように見えるかもしれませんが、就寝中の収縮期血圧が10ミリメートルエッチジー（mmHg）上昇すると、心血管系疾患リスクが20％も上昇するといわれています。

継続的に腹式呼吸と、夜はスマホやパソコンなどのデバイスから距離を置く**デジタルデトックス**をして、就寝中の血圧低下を促せば、将来の心血管系疾患リスクを低下させる可能性は高いでしょう。

ハーバード大学で行われた、私も関わっている実験についても紹介します。

スマホやタブレットなどのデジタル機器を就寝前に使用することで、どの程度、睡眠に差が出るのかを検証したものです。

まず、参加者には起床時間、就寝時間、過ごす部屋の照明など、同じ条件で1週間過ごしてもらいました。

参加者たちの生活リズムを合わせたところで実験をスタートし、AとBの2つのグループに分け、起床時間、就寝時間、睡眠時間、食事の時間や内容などを揃えます。

1つだけ異なるのは、就寝前の過ごし方です。Aグループには就寝前に1～2時間、タブレットを使って本を読んでもらい、Bグループには紙の本で読書をしてもらいま

副交感神経の推移

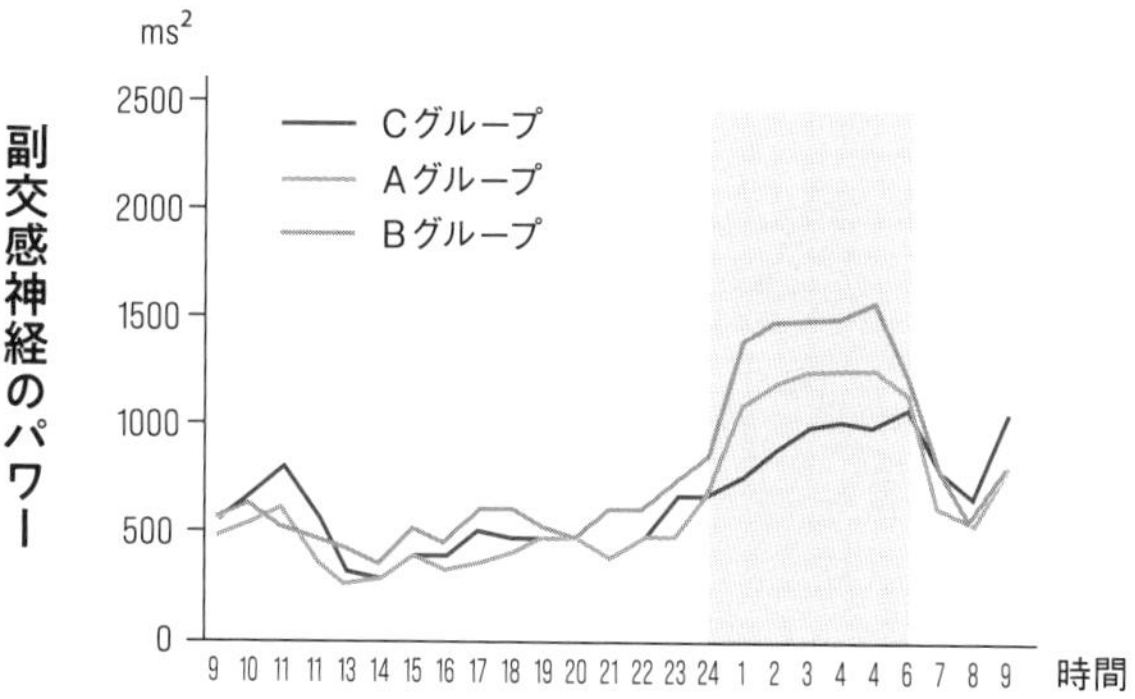
ms2
副交感神経のパワー
2500
2000
1500
1000
500
0
Cグループ
Aグループ
Bグループ
9 10 11 11 13 14 15 16 17 18 19 20 21 22 23 24 1 2 3 4 4 6 7 8 9
時間

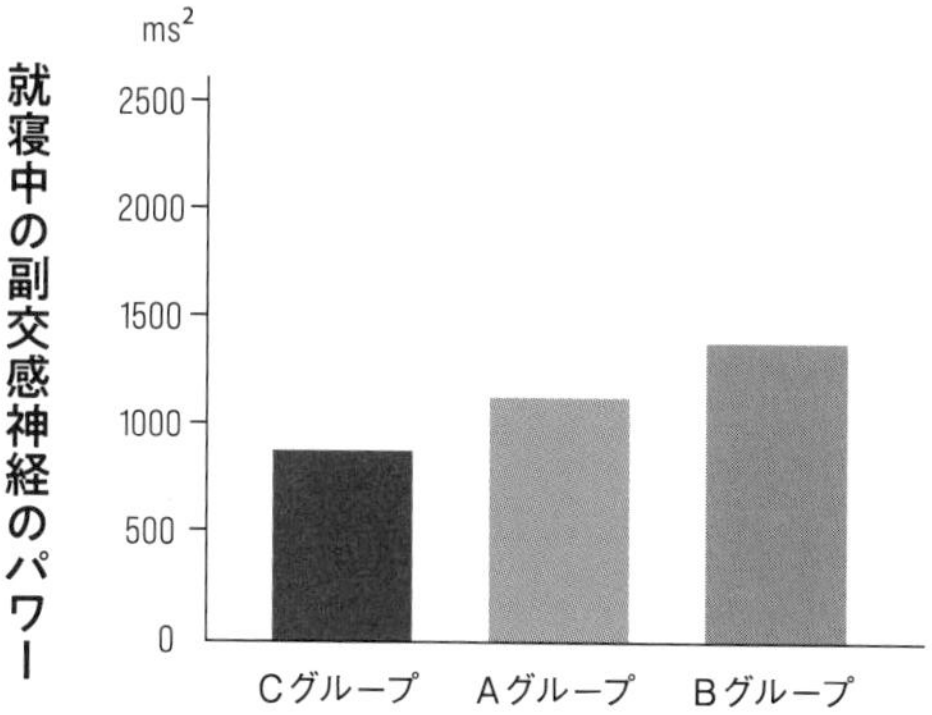
ms2
就寝中の副交感神経のパワー
2500
2000
1500
1000
500
0
Cグループ
Aグループ
Bグループ

交感神経の推移

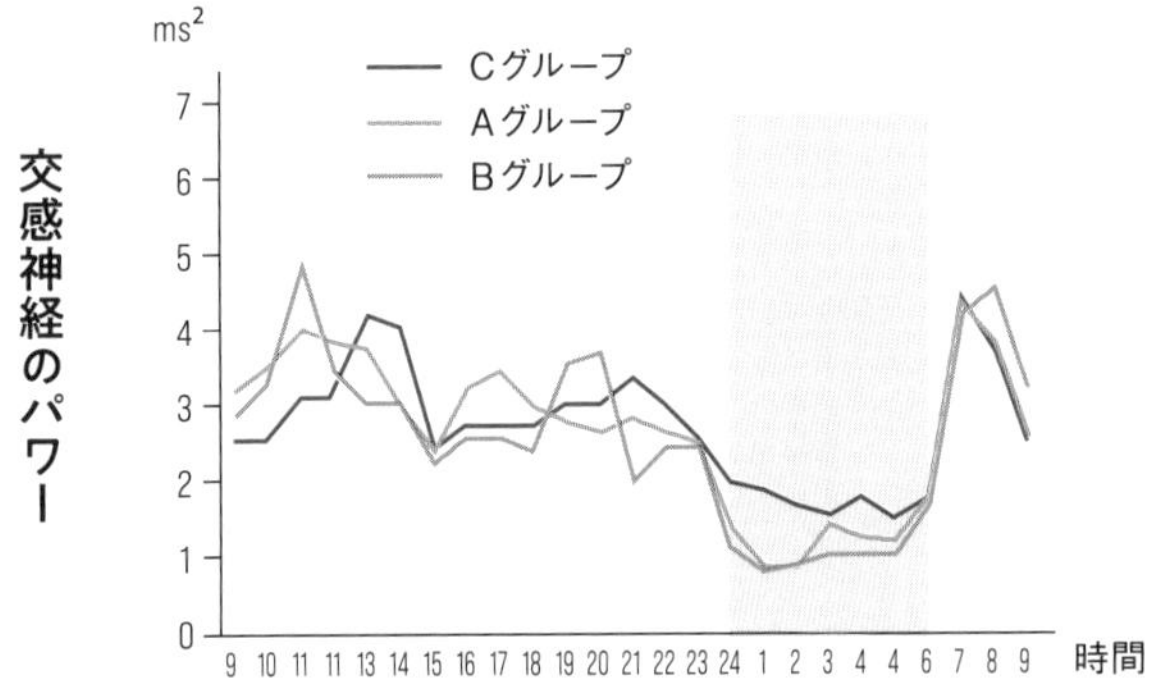
ms2
Cグループ
Aグループ
Bグループ
交感神経のパワー
7
6
5
4
3
2
1
0
9 10 11 11 13 14 15 16 17 18 19 20 21 22 23 24 1 2 3 4 4 6 7 8 9
時間

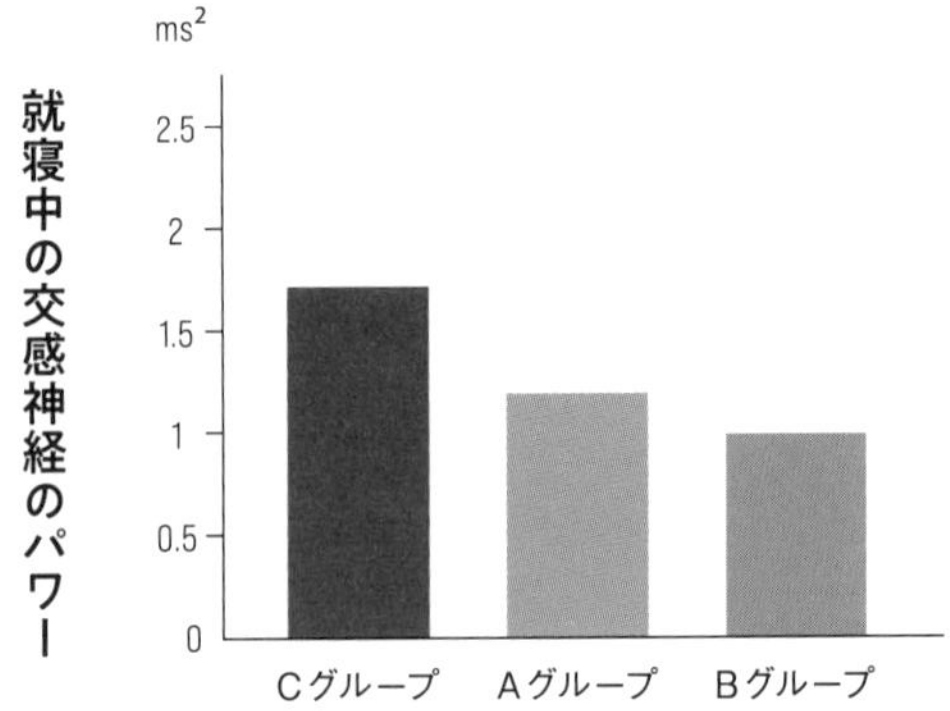
ms2
就寝中の交感神経のパワー
2.5
2
1.5
1
0.5
0
Cグループ
Aグループ
Bグループ

血圧の推移

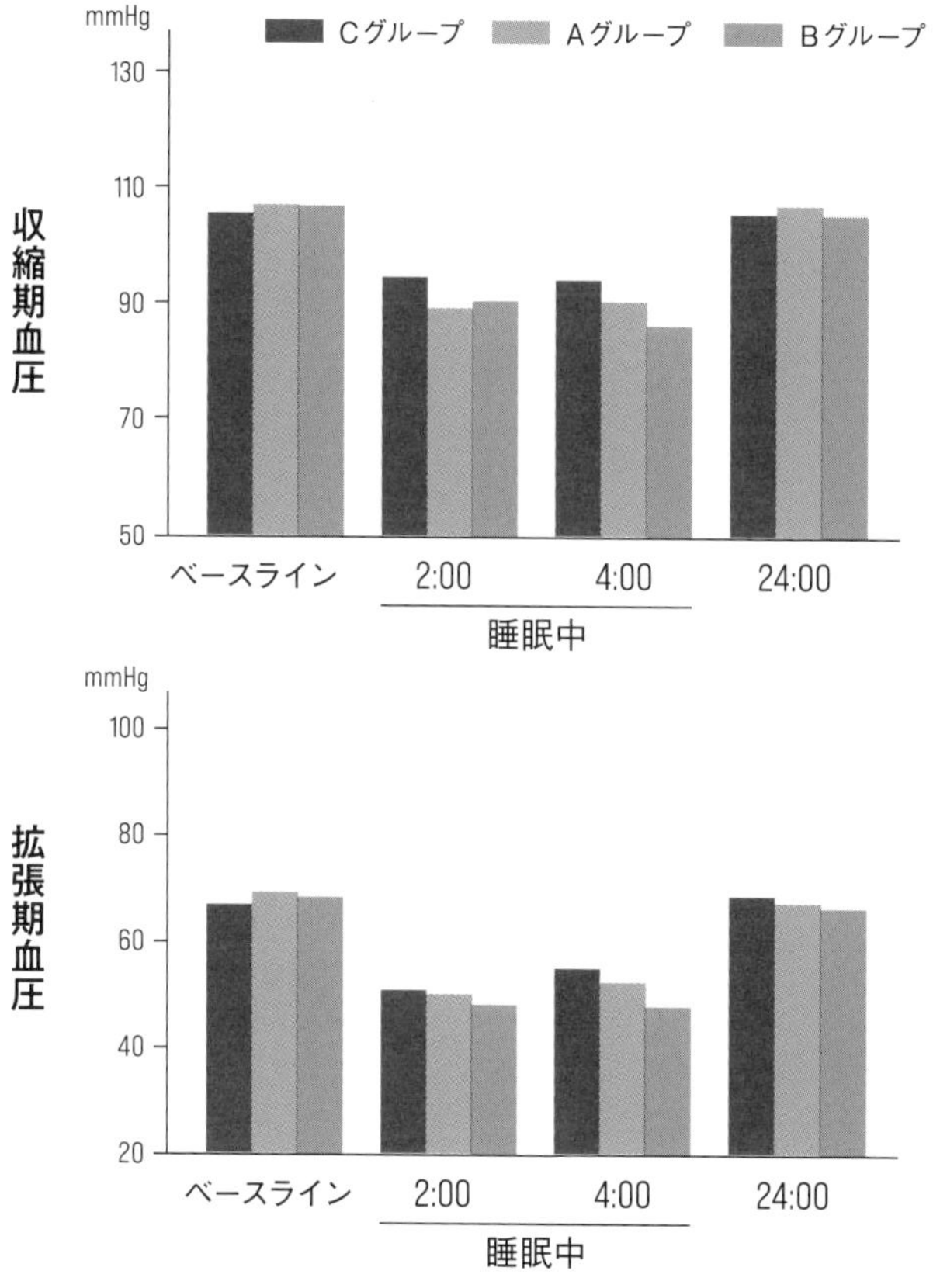
mmHg
Cグループ
Aグループ
Bグループ
130
110
90
70
50
収縮期血圧
ベースライン
2:00
4:00
24:00
睡眠中
mmHg
100
80
60
40
20
拡張期血圧
ベースライン
2:00
4:00
24:00
睡眠中

した。すると、Ａグループは B グループと比べて睡眠が浅くなり、入眠時間が長くなるという結果が出ました。

つまり、Ａグループは睡眠の質が悪くなっていたのです。

原因と考えられるのは、**やはりタブレットのディスプレイから発するブルーライト。ブルーライトによるメラトニン分泌の抑制が、スムーズな入眠や深い眠りを妨げていたということです。**

スマホを目覚まし時計代わりにしている、つねに枕元に置いているという人もいるかもしれません。

しかし、そうすると寝つけないとき、中途覚醒したとき、ついつい手が伸びてしまいます。

寝室に持ち込まない、ベッド脇での充電は避ける、目覚まし時計は別に用意するといった工夫をしてみてください。

序章　生きることは休むこと

第1章　正しい自律神経の整え方

第2章　正しい体内時計の整え方

第3章　正しい睡眠方法

第4章　正しい睡眠の質の高め方

第5章 正しい食事のとり方

第6章　超休息のための正しい呼吸法

体を支える食事と栄養

心身のコンディションを良好に維持するためには、食事から摂取するさまざまな栄養素が欠かせません。

その反対に、健康状態を悪化させる、たとえば生活習慣病のリスクが高まる食事内容、食べ方も存在します。

また、世の中には、食事、食品に関するたくさんの情報が出まわっていますが、それらに振り回されないことも大切です。

「○○を食べ続けると健康になる」「○○をたくさん食べると脂肪が燃焼する」といった情報を鵜呑みにして実践すると、多くの場合、栄養が偏り、食生活が乱れることになるでしょう。

食べ物は体をつくる材料であり、日々の活動のためのエネルギーです。

栄養バランスのとれた食事を、サーカディアンリズムを意識して規則正しい時間に食べる。それによって自律神経を整え、自身の消化吸収力を高めて、栄養素を血液に

乗せて全身の細胞に届ける。

実はこれが何より大切で、それを実現するのが超休息法です。

食材のカロリーや栄養バランスを気にする方は多いと思いますが、口に入ったあと、どのような経過をたどって吸収されたり排泄されたりするかまで考える方は少ないかもしれません。

食事をし、口から入った食べ物は消化管を進みながら消化されていき、体に必要なものは吸収され、不要なものは排出されます。

たとえば糖質は、まず唾液中の消化酵素であるアミラーゼで分解されます。

さらに、小腸で複数の消化酵素によって分解され、ブドウ糖や果糖などの単糖になり、小腸の壁にある絨毛《じゅうもう》から吸収されます。

タンパク質は、胃で分泌される消化酵素のペプシン、膵臓で分泌されるトリプシン、小腸で分泌されるアミノペプチターゼによって分解され、アミノ酸となって小腸で吸収されます。

そして、脂肪はリパーゼという消化酵素によって脂肪酸とグリセリンに分解され、小腸で吸収されます。

小腸で吸収された栄養素は肝臓へと送られ、代謝されます。こうした栄養素は血流に乗って、血管や毛細血管を介して全身の細胞に届けられて利用されます。休息が不十分で、サーカディアンリズムや睡眠が乱れた状態では、こうした消化や全身に栄養素が届けられるプロセスが少なからず損なわれます。

超休息法は、そのプロセスを効率化することに大きく寄与します。

コンディション維持には腸内環境を良好に保つ

人間はさまざまな物を食べます。そのなかには、自身が分泌する消化酵素で分解できるものと、そうでないものがあります。

実は、腸内細菌がその分解できないものを代わりに分解してくれています。つまり、食べ物の分解の一部を腸内細菌にアウトソーシングしているというわけです。

また、人間は腸内細菌の代謝物である短鎖脂肪酸、ビタミンKやアミノ酸などを利用しています。

よく知られている腸内細菌であるビフィズス菌は、糖を分解し、酢酸、乳酸、葉酸などを産生し、私たちはそれを活用しています。

腸は体内に栄養素を取り込むための重要な臓器です。そして、体内にあるリンパ組織の約７割が集まっているため、免疫機能にとっても重要な存在です。

さらに、幸せホルモンと呼ばれる、精神を安定させる作用のあるセロトニンにも腸内細菌が関わっています。

脳でつくられるセロトニンの材料となるトリプトファンは、腸内細菌がタンパク質を分解して産生されています。

また、セロトニンの合成をサポートするビタミン類をつくり出しているのも腸内細菌です。

私たちが健やかに生きるためには、腸内細菌の協力が欠かせません。

腸には約１０００種類、１００兆個もの細菌が生息し、それぞれが、腸内に送られてきた食べ物を分解する、ビタミンなどを合成する、病原体を排除するといった役割を果たしています。


では、理想的な腸内環境とはどのようなものなのでしょうか。

まず、便秘や下痢をしていない、ガスがたまっていないといったことが大前提となります。

そして、腸内細菌に多様性があることが望ましいといわれています。1人ひとりの腸内細菌叢《そう》（腸内フローラ）は異なり、生活習慣や食事、精神状態などによって腸内細菌のバランスはつねに変わります。

その状態を、手軽にチェックすることはできません。ただ、腸内細菌のバランスが整っていれば、毎日の排便で、黄褐色でバナナのような形をした、臭いのキツくない便がスルリと出てくるはずです。

便はあなたの腸内環境を映す鏡といえるでしょう。

腸内環境を良好に保つには、サーカディアンリズムを意識した規則正しい生活を送ること、できるだけ3食を毎日決まった時間に食べることが大切です。

また、食事は特定のものに偏ることなく、糖質、タンパク質、脂質、ビタミン、ミネラルをバランスよく摂取することが不可欠になります。

そのうえで、腸内環境維持のために意識的に摂取してほしいものの1つが、発酵食品です。

発酵食品とは、さまざまな原料を微生物の活動によって発酵させたものです。たとえば、味噌は大豆にコウジカビ（麹菌）を加えて発酵させます。ヨーグルトやチーズは、牛や山羊などの乳を乳酸菌によって発酵させたものです。

古くから、人間は微生物の力を借りて、食材を美味しく食べ、多くの栄養素を摂取してきたのです。

そんな発酵食品には生きた菌がたっぷりと含まれており、摂取することで腸内の善玉菌のサポートをするなど、腸内環境を整えるのに貢献してくれます。

最近は、生きたまま腸に届くプロバイオティクスを含むヨーグルトや乳酸菌飲料がスーパーやコンビニで多く売られています。

生きたまま腸内に届くほうが良さそうなイメージがありますが、必ずしも生きた菌を届けなければいけないわけではありません。

実際、消化の過程で死滅してしまう菌も多いですが、死んだ菌であっても善玉菌のエサになったり、有害物質を吸着させて体外へ排出したりといった効果があります。

発酵食品は、大きくヨーグルトやチーズなどの動物性、味噌や納豆、漬け物などの植物性に分けられます。

また、ヨーグルトやチーズも種類によって含まれている菌が異なります。いくら善玉菌であっても、1つの種類だけを摂取し続けると、その菌が過剰になり、腸内環境のバランスが崩れることがあります。

腸内細菌に多様性をもたせるためにも、特定の食品に固定せず、さまざまな発酵食品を食べるよう心がけましょう。

日本人に不足しがちといわれる食物繊維も、腸内環境を整えるのに重要です。

1日の摂取量の目安は18〜21グラムですが、平均で3〜6グラム足りないとされています。

食物繊維には、腸内でゲル状になる水溶性食物繊維と、保水性が高く腸で水分を吸収して大きく膨らむ不溶性食物繊維があります。

水溶性食物繊維には、糖質の吸収をゆるやかにして血糖値の上昇を抑える、お腹をすきにくくして食べすぎを防ぐといった働きがあります。一方の不溶性食物繊維には、腸のぜん動運動を促して便通を促進させるといった働きがありますが、多くとりすぎると便が硬くなり、便秘になる可能性もあるので注意しましょう。

また、どちらの食物繊維も腸内細菌のエサになります。水溶性食物繊維と不溶性食物繊維は、2：1の割合で摂取するのが理想です。
それぞれを多く含む食品をリストにしておきますので、参考にしてください。

・水溶性食物繊維が豊富な食材
わかめ、ひじき、昆布、アボカド、オクラ、モロヘイヤ、玉ねぎ、らっきょう
・不溶性食物繊維が豊富な食材
キャベツ、レタス、ほうれん草、大豆、おから、さつまいも、里芋、バナナ、エリンギ、しめじ、えのきだけ、玄米
・水溶性・不溶性の両方の食物繊維が豊富な食材
じゃがいも、にんじん、ごぼう、キウイ、納豆、なめこ、もち麦、ライ麦パン、オートミール（オーツ麦）

抗酸化食材で体の酸化を防ぐ

金属が酸素と結びついて錆びるように、私たちの体も酸化します。細胞が酸化の影響を受けると劣化し、老化へとつながっていきます。

酸化を引き起こしているのは、活性酸素です。活性酸素はミトコンドリアがＡＴＰ（アデノシン三リン酸）をつくり出す過程で必ず発生するもので、適量であれば病原体を攻撃する働きをしてくれます。

しかし、激しい運動をしたり、喫煙や過度な飲酒の習慣があったり、強いストレスを抱えていたりすると、活性酸素が大量発生し、細胞を攻撃し始めます。

活性酸素に攻撃されて劣化した細胞では細胞呼吸が滞り、その部位の機能が低下します。これが継続すると老化につながるのです。

たとえば、肌の細胞で起これぱシワやシミになります。

さらにダメージが深刻なものになり、細胞の核にまでおよぶと、細胞分裂が正しく行われなくなり、がん細胞をつくり出してしまうこともあります。

体には本来、活性酸素を除去するシステムが備わっています。みなさん、覚えているでしょうか。そう、メラトニンです。

メラトニンには非常に強い抗酸化力があり、私たちが眠りに落ちたあと、活性酸素を無害化する仕事をしてくれています。

しかし、メラトニンの分泌は加齢とともに徐々に低下していきますし、あまりに大量の活性酸素が発生すると対処しきれません。

そこで**頼りになるのが、抗酸化物質を豊富に含んだ、野菜や果物などの抗酸化食材**です。**3大抗酸化ビタミンと呼ばれるビタミンC、ビタミンE、ビタミンA（βカロテン）は、抗酸化物質の代表的存在**です。

もっとも身近な存在といえるのが、コラーゲンの生成に関わり、抗ストレスホルモンのアドレナリンの材料にもなるビタミンCです。

レモンやオレンジなどの柑橘類、イチゴなどのベリー類、キウイ、ピーマン、トマト、ブロッコリー、キャベツなどに多く含まれています。

ビタミンCは体内で貯蓄することができないので、毎日の食事のなかで、習慣的に摂取することが大切です。

細胞膜や血液中のコレステロールの酸化を防ぎ、血管の若さを保つのに大切なのがビタミンEです。

不足するとシミやシワができやすくなり、血行も悪化します。アーモンドやゴマ、かぼちゃ、アボカド、オリーブオイルなどに多く含まれています。

ビタミンAは、皮膚や粘膜を健やかに保つために必須の栄養素で、免疫力の維持、細胞の酸化予防にも不可欠な存在です。体内でビタミンAとなるβカロテンは、にんじん、ほうれん草、小松菜、キャベツ、ブロッコリー、春菊などに豊富に含まれています。

3大抗酸化ビタミン同様、細胞の酸化を防いでくれるのが**ファイトケミカル**です。**植物が紫外線や昆虫など、植物にとって有害なものから体を守るためにつくり出した成分で、高い抗酸化作用をもっています。**

緑茶の渋みの主成分である**カテキン**、トマトに含まれていることで知られる植物の赤い色素成分である**リコピン**。

玉ねぎの皮などに含まれている**ケルセチン**、ブルーベリーや紫さつまいもに含有される**アントシアニン**。

ぶどうやリンゴの皮に含まれる**レスベラトロール**、大豆に含まれる**イソフラボン**などが有名です。

またサーモン、エビ、カニの赤い色素は、植物プランクトンや海藻によってつくられた**アスタキサンチン**で、これにも高い抗酸化作用があります。

ファイトケミカルは多くの野菜や果物を積極的に食べることで得られますが、注意したいのは、調理の下ごしらえのときに捨ててしまわれがちであることです。

アクや渋み、エグみ、苦みもファイトケミカルの一種で、皮や葉の部分に多く含まれています。

下処理はほどほどにして、皮や葉も一緒に食べるようにすると、ファイトケミカルをたっぷりと摂取することができるでしょう。

体をつくる材料のタンパク質の不足に注意

みなさんは、自分の1日のタンパク質の摂取量を意識したことがあるでしょうか。

タンパク質は、人間の体を構成する材料となる、とても大切な栄養素です。

タンパク質は筋肉をつくるためのものというイメージをもっている方がいるかもしれませんが、タンパク質を材料としているのは筋肉だけではありません。

皮膚、髪、爪、歯、骨、内臓、血管、血液もタンパク質からつくられています。

さらに、生体機能を調節するホルモンや酵素をつくるのにもタンパク質が欠かせません。

タンパク質の摂取量が必要量に届いていなければ、これらをつくるための材料が不足するということです。

血液や血管、内臓、ホルモンや酵素をつくるための材料が足りない状況というのは、想像するとちょっと怖くなりませんか。

タンパク質は、20種類のアミノ酸で構成されています。

肉や魚、卵などの食材から摂取したタンパク質は、消化吸収されてアミノ酸に分解され、血液によって全身に運ばれたあと、各組織で再びタンパク質に合成されます。

タンパク質を合成するアミノ酸のうち、必須アミノ酸（ロイシン、イソロイシン、バリン、リジン、メチオニン、フェニルアラニン、スレオニン、トリプトファン、ヒスチジン）と呼ばれる9種類は、人間の体内で合成することができません。

そして、1種類でもアミノ酸が不足しているとタンパク質を合成することができないので、毎日の食事からタンパク質を摂取しなければならないのです。

高齢者になると、食が細くなったり、肉や魚を避けがちになったりします。

暴飲暴食は論外ですし、過食は生活習慣病などの要因になりますが、少食も健康的とは言い難い面があります。

高齢者は、若い人よりも筋肉の合成能力が低いという研究報告もありますから、むしろ高齢者ほど積極的にタンパク質をとるべきなのです。

脂質は質にこだわって摂取する

とりすぎに注意が必要ですが、脂質は決して悪者ではなく、体に必要な栄養素です。脂質には体の中でつくることができない必須脂肪酸が含まれており、細胞膜の成分やホルモンの材料などになっています。

また、脂質は油脂に溶ける脂溶性ビタミン（ビタミンA、D、E、Kなど）の吸収にも役立っていますし、脂肪には体温の保持、内臓の保護といった役割もあります。

不足すれば、それらに悪影響が出る可能性があるということです。

一言で脂質といっても〝質〟に違いがあります。その質を決めるのは、中性脂肪に含まれる脂肪酸です。

まず、脂肪酸は大きく飽和脂肪酸と不飽和脂肪酸の2つに分けられます。

飽和脂肪酸は、肉類や乳製品などの動物性脂肪の主成分でココナッツオイル、やし油などの熱帯植物の油脂にも多く含まれています。

バターやチーズに含まれる酪酸、ラード（豚脂）に多いパルミチン酸、ヘット（牛脂）やココアバターに多いステアリン酸、ココナッツオイルに含まれるラウリン酸などがあり、常温で固まるという特徴があります。

エネルギーとして使われやすいとされていて、体内で合成することも可能です。

ただ、一般的に過剰摂取になりやすいといわれているうえに、摂取しすぎると生活習慣病につながるので、意識的にとる必要はあまりありません。

一方の不飽和脂肪酸には、一価不飽和脂肪酸と多価不飽和脂肪酸があります。

一価不飽和脂肪酸はオメガ9（n－9）系脂肪酸とも呼ばれ、代表的なものにはオレイン酸があります。

オリーブオイルのほか、品種改良されたハイオレックタイプのべに花油、なたね油、アボカドに多く含まれています。

多価不飽和脂肪酸にはオメガ3（n－3）系のα－リノレン酸、EPA（エイコサペンタエン酸）、DHA（ドコサヘキサエン酸）、オメガ6（n－6）系のリノール酸、γ－リノレン酸、アラキドン酸があります。

α－リノレン酸は、エゴマ油やアマニ油、EPA・DHAはイワシやサバなどの青魚に多く含まれています。

オメガ6系の代表格であるリノール酸は、コーン油、べに花油、大豆油などに多い脂肪酸です。

数ある脂肪酸のうち、オメガ3系のα－リノレン酸、オメガ6系のリノール酸は、体内で合成できず、食事から摂取しなければならないため、必須脂肪酸と呼ばれています。

EPAとDHAは体内で合成可能ですが、もとになるのは必須脂肪酸のα－リノレン酸です。また、オメガ3系の脂肪酸は体の炎症を抑える役割があります。

炎症は皮膚で起これば皮膚炎に、血管で起これば動脈硬化などの原因になりますから、なるべく避けたいものです。

地中海食、和食をイメージした食卓を

ここまで、さまざまな栄養素について書いてきましたが、私がバランスが良いと感じているのが和食に地中海食を組み合わせた食事法です。

地中海食とは、イタリア、スペイン、ギリシャなどの地中海沿岸の国々の人たちが

食べている伝統的な食事形式のことで、次のような特徴があります。

・野菜やフルーツを豊富に使用する
・タンパク質は魚介類を中心に摂取する
・肉類は鶏肉が多めで牛肉と豚肉は少量
・豆類やナッツをよく使う
・オリーブオイルを使う
・低脂肪のチーズやヨーグルトを摂取する
・食事と一緒に適量のワインを飲む

地中海食がかなりヘルシーなものだということがわかるかと思います。

実際に、地中海食は心筋梗塞や脳卒中のリスクを下げる、糖尿病のリスクを下げる、肥満の予防につながる、認知機能の低下を予防するといった研究報告があります。

その成果は、最近、恒例化していて、私も協力しているハーバード大学医学部でのシンポジウムでも報告されています。

地中海食は2010年に世界無形文化遺産に登録されているのですが、実は〝和食〟も2013年に同じく世界無形文化遺産に登録されて、世界から注目を浴びています。

そもそも「和食とは何か」と日本人に聞くと答えが分かれそうですが、世界無形文化遺産に登録されたのも寿司や天ぷら、すき焼きといった具体的な料理ではなく、〝和食＝日本人の伝統的な食文化〟として評価されているのです。

和食が世界無形文化遺産に申請、登録された際の4つの定義を確認してみましょう（農林水産省のホームページより）。

① 多様で新鮮な食材とその持ち味の尊重

日本の国土は南北に長く、海、山、里と表情豊かな自然が広がっているため、各地で地域に根差した多様な食材が用いられています。また、素材の味わいを活かす調理技術・調理道具が発達しています。

② 健康的な食生活を支える栄養バランス

一汁三菜を基本とする日本の食事スタイルは理想的な栄養バランスといわれています。また「うま味」を上手に使うことによって動物性油脂の少ない食生活を実現しており、日本人の長寿や肥満防止に役立っています。

③ 自然の美しさや季節の移ろいの表現

食事の場で、自然の美しさや四季の移ろいを表現することも特徴のひとつです。季節の花や葉などで料理を飾りつけたり、季節に合った調度品や器を利用したりして、季節感を楽しみます。

④ 正月などの年中行事との密接な関わり

日本の食文化は、年中行事と密接に関わって育まれてきました。自然の恵みである「食」を分け合い、食の時間を共にすることで、家族や地域の絆を深めてきました。

いかがでしょうか。ご飯などの主食に、味噌汁などの汁物に加えて主菜1品、副菜2品からなる一汁三菜を基本とし、季節ごとの旬のものや、山菜などの地域特有の食材を積極的に食べるのが〝和食〟ということになります。

地中海食、和食をイメージした食卓にすると、自ずと栄養バランスがとれ、抗酸化物質や食物繊維も十分に摂取することができるはずです。

超休息法によってサーカディアンリズムと自律神経を整えることにより、それらの栄養素を効率的に全身に届けて、有効活用するようにしましょう。

第6章 超休息のための正しい呼吸法

「超休息法」を強くサポートする呼吸法

呼吸を意識的に操る呼吸法は、超休息法の強力な武器になります。この章では、超休息法の核となる呼吸法の意義と具体的な方法を解説します。

呼吸は日々、無意識に行っていますが、生命を維持するために必要不可欠です。そのため、24時間休むことなく自律神経がコントロールし、自動稼働しています。

普段は無意識に繰り返している呼吸ですが、意識的に止めたり、深呼吸をしたりと、呼吸の回数や深さを調整することも可能です。

実は、無意識でも意識的にも行えるという二面性をもった生理機能は呼吸だけなのです。人間は通常、1分間に15回程度呼吸をしています。1時間で900回、24時間で2万1600回におよびます。呼吸は24時間365日、絶え間なく行っている行為だけに、心身に与える影響はとても大きなものです。

呼吸によって体内に取り込まれた酸素は、食事から摂取する栄養素と同じく、毛細血管を経由して全身へと供給されます。そして、酸素はほかのエネルギー源とは異

第6章

超休息のための
正しい呼吸法

なり、体に貯めておくことができません。それゆえ、酸素を取り込むための呼吸は自律神経で管理され、休むことなく繰り返されるのです。

呼吸を意識的に行い、心身を調整しようとする「呼吸法」については、古くから実践され、現代にも数多く伝えられています。古武道の丹田呼吸法、ヨガ呼吸法などは実践したことがなくても、耳にしたことはあるのではないでしょうか。

呼吸法による健康効果の多くは、自律神経の働きと深く関係しているものです。ただ、呼吸法の多くは経験則的に効果を実感できるものの、科学的なエビデンスがない場合がほとんどです。呼吸の基本は「息を吐いて、吸う」というシンプルなものですが、回数や呼吸の仕方、深さによって効果に違いが出ます。私が考案した根来式呼吸法は、最新の自律神経測定デバイスや脳波測定器、画像診断機器などを用いて効果を研究・検証してきたものです。その研究結果は国際的医学誌にも掲載され、多くのトップアスリートに実践してもらい、さまざまな好成績に結びついています。

心身のコンディション維持、睡眠の質の向上はもちろん、パフォーマンスアップにも役立ってくれるはずです。まずは呼吸の重要性と、呼吸を意識するとどのようなことが起こるのかについて説明したいと思います。

大量の酸素を必要とする脳とエネルギーを生み出す細胞呼吸

脳は、酸素の供給がたったの5分間ストップしただけで壊死《えし》が始まります。

脳の重さは体重の約2％ですが、酸素の消費量は全体の約20％。脳は多くの酸素を必要とする臓器なのです。

脳は極めて酸素不足に弱いため、ほんの少しの酸欠でも即座に反応します。

たとえば、急に立ち上がったときに起こる、立ちくらみやめまいなども酸欠の症状です。

起立性低血圧、脳貧血とも呼ばれる立ちくらみは、急に立ち上がった際に高い場所にある脳に一瞬、十分な血液が行き渡らず、脳内の酸素が不足して起こるものです。

本来は、急に立ち上がっても自律神経の働きによって速やかに心拍数が上昇し、血管が収縮して血圧が上がることで、脳に血液が届き、立ちくらみの症状は現れません。

しかし、睡眠不足や体調不良で自律神経が乱れていると、即座に対応できず、立ちくらみを引き起こすことがあるのです（立ちくらみの原因は、低血圧や貧血の場合もあります)。

また、脳内の酸素が十分でないと、集中力の低下や眠気、だるさなどに悩まされることにもなります。

コンディションの維持には、十分な酸素を体内に取り込むことが不可欠であるということです。

解剖生理学的に、呼吸は肺呼吸(外呼吸)と細胞呼吸(内呼吸)の2段階で行われます。

肺呼吸は、いわゆる呼吸で、口から空気を吸って吐くものです。肺呼吸によって体内に取り込んだ酸素が血管、毛細血管を流れる血液を介して全身の細胞に運ばれて、細胞に取り込まれる部分が細胞呼吸ということになります。

細胞呼吸によって細胞に取り込まれた酸素は細胞内のミトコンドリアにおいてエネルギーへと変換されます。

ミトコンドリアは、人体を構成する細胞の1つひとつに、数百~数千単位で存在するエネルギー生産工場で、心臓や肝臓、筋肉、神経などエネルギーを大量に必要とする組織の細胞ほど、たくさんのミトコンドリアを有しています。

ミトコンドリアは、それぞれの細胞のニーズに応じて、肺呼吸で取り入れた酸素と食事で摂取した栄養素を原料に、ATP（アデノシン三リン酸）を生み出します。

ATPとは、体内で必要なエネルギーを生み出す物質で、〝エネルギー通貨〟とも呼ばれます。

ATPが分解され、ADP（アデノシン二リン酸）とリン酸に分解されるときに放出されるエネルギーを利用して、私たちは活動しているのです。

エネルギーは何をするにも必要です。

1日の消費エネルギーの6〜7割は基礎代謝に使われます。

運動をするときには当然、エネルギーが必要ですし、細胞が傷ついたとき、それを修復するのにもエネルギーが不可欠です。

しかし、ATPは体内にストックできません。そのため私たちは就寝中も肺呼吸を続け、ミトコンドリアは不眠不休で細胞呼吸をしているのです。

活動した細胞は回復のためにエネルギーを必要とします。活動したあとは、休息によって、活動した細胞に酸素と栄養素を届けて細胞呼吸を促すこと、これが超休息法の目指すところです。

酸素も二酸化炭素も重要

鼻や口から吸い込んだ空気は、気管を通って、肺の中の気管支へ進み、小さな袋状の肺胞へと運ばれます。

肺胞の周囲には毛細血管が張り巡らされており、取り入れた酸素と毛細血管中の二酸化炭素がここで交換されます。

肺呼吸による酸素と二酸化炭素の交換前に肺胞の周囲の毛細血管に流れてくる血液（静脈血）は、老廃物や二酸化炭素を多く含んでいます。

肺呼吸を終えて酸素を取り込んだ血液は、心臓へと戻され動脈血として再び各臓器や器官へと送り出されます。肺呼吸では大気中の酸素を血液に取り込むだけでなく、不要になった二酸化炭素を排出する働きもあるのです。

肺呼吸で取り入れた、酸素を含んだ動脈血は体の隅々まで運ばれます。

酸素は最終的に、臓器や器官に張り巡らされた毛細血管を介して栄養素とともに細胞へと届けられ、細胞内のミトコンドリアがＡＴＰをつくる際に使われて、その副産物として二酸化炭素と水、そして活性酸素が生じます。

酸素と栄養素を細胞へと届けた毛細血管は、老廃物や二酸化炭素を受け取ります。そして静脈血となった血液は肺へ戻り、肺胞で二酸化炭素と酸素を交換し、二酸化炭素は呼気として体外へと排出されるのです。

大気から酸素を取り込んで、エネルギー通貨のＡＴＰを生み出す過程で生まれた老廃物の二酸化炭素を排出するという呼吸の流れを見ると、二酸化炭素は必要のないものに思えますが、実は重要な役割を果たしています。

肺呼吸で取り込まれた酸素は、気管、気管支、肺胞を経て毛細血管に取り込まれ、全身の細胞へと運ばれます。

その際に、酸素を運ぶ乗り物のような役割を果たすのが、赤血球のヘモグロビンです。細胞に到着するとヘモグロビンは酸素を切り離し、細胞内のミトコンドリアに引き渡します。

この切り離しのサインとなるのが二酸化炭素です。

血中の二酸化炭素濃度が低いと、ヘモグロビンは酸素を切り離しにくくなり、細胞

に到着しても酸素を引き渡さずに結合したまま血中を漂うことになります。

ヘモグロビンと結びついたままの酸素は細胞内に入れないので、当然、細胞呼吸は行われません。

せっかく酸素が血中にあっても、二酸化炭素濃度が低すぎると、細胞呼吸の効率は低下するというわけです。

酸素と二酸化炭素は、どちらも体の機能を維持するために欠かせません。そのため、体には血中の酸素と二酸化炭素の濃度を監視するセンサーが備わっています。

酸素濃度を監視するセンサーは頸動脈小体に、二酸化炭素濃度を監視するセンサーは脳の延髄にあります。

ちなみに、延髄には呼吸全般を制御する呼吸中枢も存在しています。

無意識時にも休むことなく規律的な自律呼吸が行われているのは、呼吸中枢が働いているからなのです。

息を吸い込んで肺胞が膨らむと、呼吸中枢が「息を吐きなさい」という信号を出し、息を吐いて肺胞が萎むと、今度は「息を吸いなさい」という信号を出し、自動で呼吸が行われるという仕組みです。

呼吸のしすぎで酸欠になる？

血中の二酸化炭素が多いほど、ヘモグロビンから酸素が切り離され、細胞により多くの酸素が渡されやすくなります。

細胞が使える酸素量が二酸化炭素濃度に左右されることを、「ボーア効果」と呼びます。

今から100年以上前に、クリスティアン・ボーアというデンマークの生理学者によって発見されたことから、そう呼ばれているのです。

では、なぜ体内の二酸化炭素が不足するのでしょうか。そのいちばんの原因はどこにあるのでしょうか。

実は、呼吸のしすぎが二酸化炭素不足を招くもっとも大きな原因です。

大気中の二酸化炭素濃度は約0・04％ですが、呼気中ではその約125倍となる約4・5％で排出されます。

つまり、一定時間内の呼吸の数が多ければ多いほど、二酸化炭素が血中から減っていき、細胞呼吸の効率も低下するというわけです。

一定時間内の呼吸数が多いということは、1回あたりの呼吸量が少ない、すなわち呼吸が浅いということなのですが、このおもな原因は口呼吸にあります。

自律神経のパートで前述したとおり、多忙でさまざまなストレスにさらされている現代人は、交感神経が優位になりがちです。

交感神経優位の状態が長く続けば、自ずと呼吸は浅いものになります。

また、習慣的に呼吸が浅くなっている人は、普段から呼吸筋を使った呼吸を行わず、胸や肩で息をしていることが多く、呼吸筋が衰えがちです。

呼吸筋が衰えると、呼吸はますます浅くなるという負のスパイラルに陥ってしまいます。

呼吸が浅くなっていないかの簡単チェック方法

呼吸が習慣的に浅くなっているかどうかを調べる、「ブレスホールドタイムテスト」という簡単なテストがあります。

普通の呼吸の合間に30秒間、苦もなく普通に息を止めていられるかどうかを調べるものです。スマホのストップウォッチ機能などで時間を計測しながら、チャレンジしてみましょう。

① 普段どおりの呼吸をして、静かに鼻から息を吐いたあと、鼻をつまむ
② そのまま息をしたくなるまでの時間を計測する

息を止めると体内に酸素が入ってこなくなり、体内の二酸化炭素も排出されません。そのまま呼吸を止めていると、肺と血液の中で二酸化炭素が増えて酸素が減り、脳から「呼吸をしなさい」という信号が送られ、息をしたくなります。

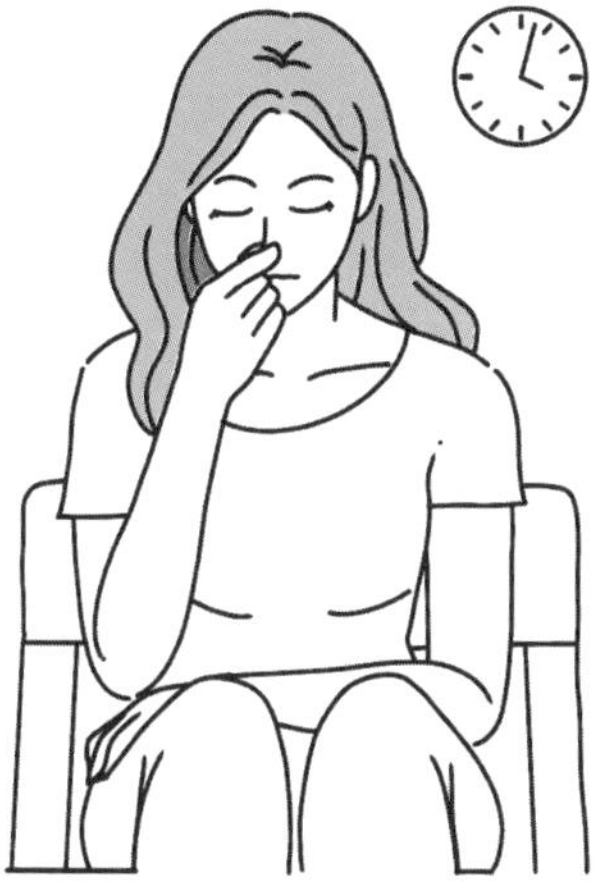

唾を飲み込みたくなったり、喉、首、肩、腹の筋肉が勝手に収縮したりしたら、体が脳からの呼吸命令を受け取ったサインです。

30秒が経過する前にこれらのサインを感じた人は、呼吸が浅くなっている証拠。我慢せずに30秒息を止められたら合格ラインクリアです。

問題なく40秒以上、止めることができたら理想的な状態だといえます。

デスクワークなどで集中して作業しているようなときは、肩に力が入り、呼吸が浅くなりがちです。

浅い呼吸は交感神経が優位となるので、全身が強張り、さらに肩に力が入って、ますます呼吸が浅くなるという悪循環に陥りがちです。

そして、呼吸が浅くなるだけでなく、口呼吸になってしまっている人も多いのです。

本来、呼吸は鼻ですべきもの。口呼吸は緊急時など、大量に息を吸う必要があるときに限り、それ以外は鼻呼吸に努めましょう。

スポーツ時など活動がいつもより活発なときは口呼吸になりますが、あくまでも鼻呼吸が基本です。

近年は、スポーツ時でも鼻呼吸が推奨される場面が増えてきています。マラソンなどの持久力を必要とするスポーツに取り組んでいる人、吹奏楽やカラオケなど口を開く機会が多い趣味のある人、おしゃべりな人は、普段の生活でも口呼吸に陥りやすいとされるので、より鼻呼吸を意識するようにしてください。

鼻呼吸では、鼻毛や鼻腔粘膜が異物の約7割を除去し、病原体の侵入を防ぐほか、吸気が加温・加湿されるため体の冷えを抑える効果もあります。

口呼吸の場合は、鼻毛や鼻腔粘膜のような天然のフィルターがないため、チリやホコリ、花粉、細菌、ウイルス、カビなどが体内に侵入しやすくなります。

また、鼻呼吸は口呼吸と比較して空気の出入り口が小さいため、自然とゆっくりとしたペースの呼吸になります。

近年、呼吸が浅い口呼吸の人が増えた原因に、スマホやタブレット、パソコンの普及による、ＩＴ猫背と呼ばれる不良姿勢の増加が挙げられます。

頭と肩が前に出る前屈みの姿勢で、骨盤が後傾する猫背は、気道を狭くし、横隔膜が上下に動きづらくなるため、本来の呼吸ができません。

すると体は、横隔膜ではなく、首や肩などの筋肉に頼って肋骨を持ち上げ、空気に肺を入れて呼吸量を補おうとします。

この状態が継続すると、本来使うべき横隔膜はあまり使われないことで衰え、呼吸時の横隔膜の可動域が制限され、ますます呼吸が浅くなります。

これは、体の状態に合わせて脳が瞬時に判断し、無意識のうちにもっとも呼吸しやすい方法を選択している結果ではありますが、酸素の摂取量と二酸化炭素の排出量のバランスが乱れてしまいます。

首こりや肩こり、頭痛や眼精疲労、吐き気やイライラなどの原因にもなりますし、手っ取り早く酸素を吸い込もうとして、知らず知らずのうちに口呼吸になってしまうのです。

口呼吸になっていないか、気になる人もいるでしょう。

口呼吸になっているかの簡単チェック方法

自分が口呼吸になってしまっていないか、気になる人もいるでしょう。

次に挙げる20項目のうち3つ以上に該当する人は、鼻呼吸のつもりが実は口呼吸になっている〝隠れ口呼吸〟の可能性があるので注意してください。

自分では気がつきにくいものは、家族にチェックしてもらってください。

☑ 気がつくと口が開いていることが多い
☑ カラオケなどでよく歌う
☑ 激しいスポーツやトレーニングをしている
☑ おしゃべりなほうだ
☑ くちゃくちゃと音を立てて食事をする
☑ 頻繁にため息をつく
☑ よくあくびが出る

第6章

超休息のための正しい呼吸法

- ☑ うつ伏せや横向きで寝ている
- ☑ いびきや歯ぎしりをする
- ☑ 起床時に口が渇いている、または痛みがある
- ☑ 朝、起きるなり疲れている
- ☑ 喉が渇きやすい
- ☑ 歯周病や虫歯がある
- ☑ 口臭が気になる
- ☑ 唇が乾いて荒れやすい
- ☑ 風邪をひきやすい
- ☑ 舌の両側が波打っている
- ☑ 口を閉じると、あごに梅干状のシワがある
- ☑ マスクを着用している時間が長い
- ☑ タバコを吸う

呼吸は心身のコンディションと深く関係する

生命維持に不可欠な呼吸ですが、心身のコンディションにも深く関わってきます。

たとえば、ストレスを感じると心身は緊張状態となり、体はこわばります。

呼吸は呼吸筋によって行われているので、ストレスが大きくなると、速く浅い呼吸しかできなくなります。

呼吸が浅い状態が続けば当然、息苦しくなりますし、細胞呼吸の効率も低下するので、体調にも支障が出ます。

呼吸は自律神経と密接に関係しており、正しく呼吸が行われないと自律神経のバランスが乱れがちになります。

浅い呼吸を続けていると、交感神経優位の状態が続くことになり、肩こりや便秘、胃炎、手足のしびれなどの原因となります。

呼吸の際に使われる呼吸筋は、姿勢を保つのに欠かせないインナーマッスル（深層筋）でもあります。

第6章

超休息のための正しい呼吸法

日常的に、呼吸筋をうまく使いこなす呼吸をしていない場合、インナーマッスルが衰えてしまい、その結果、不良姿勢を招きます。

前述したように、不良姿勢は、呼吸時の横隔膜の可動域を制限し、ますます呼吸を浅くします。

呼吸の最大の目的は細胞呼吸です。

加齢とともに太りやすくなるのは、代謝が落ちることが大きな原因ですが、細胞呼吸の効率が上がれば自ずと代謝は上がります。

また、脂肪を分解するためには酸素が必要なため、正しい呼吸ができていないと、脂肪が燃えにくく、太りやすくなってしまいます。

呼吸法で自律神経の調整ができる

呼吸は自律神経によって制御されていますが、呼吸法によって自律神経をコントロールできるのが特徴です。

自律神経のパートで前述していますが、自律神経は交感神経と副交感神経の2つに分かれます。

1つの器官に対して相反する作用をして、自分の意思ではコントロールできない血管や内臓、内分泌腺などを自動的に働かせ、体内環境を整えてくれています。

交感神経は、おもに覚醒しているとき、活動しているとき、緊張をしているときに働く神経です。

交感神経が優位になると、心拍数が上がり、血管が収縮して血圧が上がります。気管支が広がって呼吸は速くなり、肝臓でブドウ糖がつくられて血糖値が上昇します。脳や筋肉を俊敏に使うために、体の中心に血液が集められます。

副交感神経が優位になると、心拍数は下がり、血管は拡張して血圧が低下します。

気管支は収縮して呼吸がゆっくりになります。

胃腸への血流は増え、胃液の分泌も増して消化活動が活発になります。

また、毛細血管への血流が増え、酸素や栄養素、ホルモンなどが末端の細胞まで送り届けられます。脳や筋肉への血流は減り、心身ともに緊張がゆるんでリラックス状態になります。

自律神経を整え、不調なく日々を送るためには、サーカディアンリズムに即した早寝早起きの規則正しい生活をし、毎日3食の食事をある程度決まった時間にとり、日中に適度な運動をすることが大切なのは、ここまで本書を読んできたみなさんならおわかりでしょう。

しかし、夜も仕事や家事に追われる多忙な現代人には、少々ハードルが高い面もあります。そこで、活用してほしいのが呼吸法による自律神経の調整です。

呼吸法こそが、無意識下で働く自律神経に意識的に介入できる唯一の方法であり、誰もが時間と場所を選ばずに実践できます。まさに、「超休息法」の中核をなすメソッドといえます。

たとえば、心臓の拍動は自分の意思でリズムを変えることはできませんが、呼吸をゆっくりと行い、副交感神経優位を促せば、それに連動して心臓もゆっくりと拍動するようになります。

また、ストレスを感じたときに意識的にゆっくりとした呼吸に切り替えると、気持ちがゆるみリラックスすることができます。

呼吸法を活用して、自律神経のバランス調整ができるようになれば、睡眠の質を高められますし、心身のコンディション維持もしやすくなるのは間違いありません。

現代人の生活は、体内時計のリズムに反して、夜も交感神経が働きがちです。

忙しければ忙しいほど、交感神経は上がるため、働き盛りのビジネスパーソンは意識的に副交感神経に働きかけ、自律神経のバランスを整える必要があります。

また、自律神経のトータルパワーは10代でピークを迎え、ゆるやかな下降線を辿るのですが、男性は30代、女性は40代でガクンと落ちるタイミングがあります。

しかも、年齢の影響を大きく受けるのは副交感神経です。

交感神経は年齢を重ねてもある程度のパワーがキープされますが、副交感神経のほうは力が衰えやすいのです。


若いころであれば、疲れていたらすぐに深い眠りにつけたのに、30代、40代になり、

夜遅くまで残業をすると、疲れているにもかかわらず、目が冴えてなかなか寝つけないといったことが起こるのは、副交感神経が弱体化しているからなのです。

自律神経のバランスが乱れた状態を放置すると、神経が疲弊し、最終的に交感神経も副交感神経も低い状態になります。

そうなると、つねにだるくてやる気は起こらず、物事に集中できなくなります。

そこからさらに進行すると、自律神経失調症や躁うつ病、慢性疲労症候群などにつながるので、十分に注意しなければいけません。

自律神経のトータルパワーが高い状態というのは、交感神経と副交感神経の両方が高く安定した状態を保っているということです。

トータルパワーが高ければ、心身は疲れにくく回復しやすいですし、ピンチのときに冷静沈着に対処できます。

現代人は交感神経が上がりすぎてしまい、副交感神経とのバランスが崩れている場合が多いため、副交感神経をこまめに上げることが大切になります。

正しい呼吸法の実践

呼吸法によって自律神経を調整するには、横隔膜に刺激を与える必要があります。

横隔膜は肺の下に位置するクラゲのカサのような形状をした筋肉です。

横隔膜の中心には自律神経が集まっているため、横隔膜を大きく動かす腹式呼吸を行えば、自律神経に刺激を与え、副交感神経優位の状態に導くことができます。

横隔膜がしっかり動くほど、自律神経のセンサーは敏感に反応し、副交感神経もスムーズに上がり始めます。

横隔膜を大きく動かす腹式呼吸は、瞬間的に副交感神経を上げてくれるだけでなく、意識的な腹式呼吸を習慣化すると自律神経のバランスが整い、自律神経のトータルパワーを引き上げる効果も期待できます。

呼吸法の基本は**腹式呼吸**です。

しかし、腹式呼吸に慣れていない人や、普段の呼吸が浅い人にとっては少し難しい

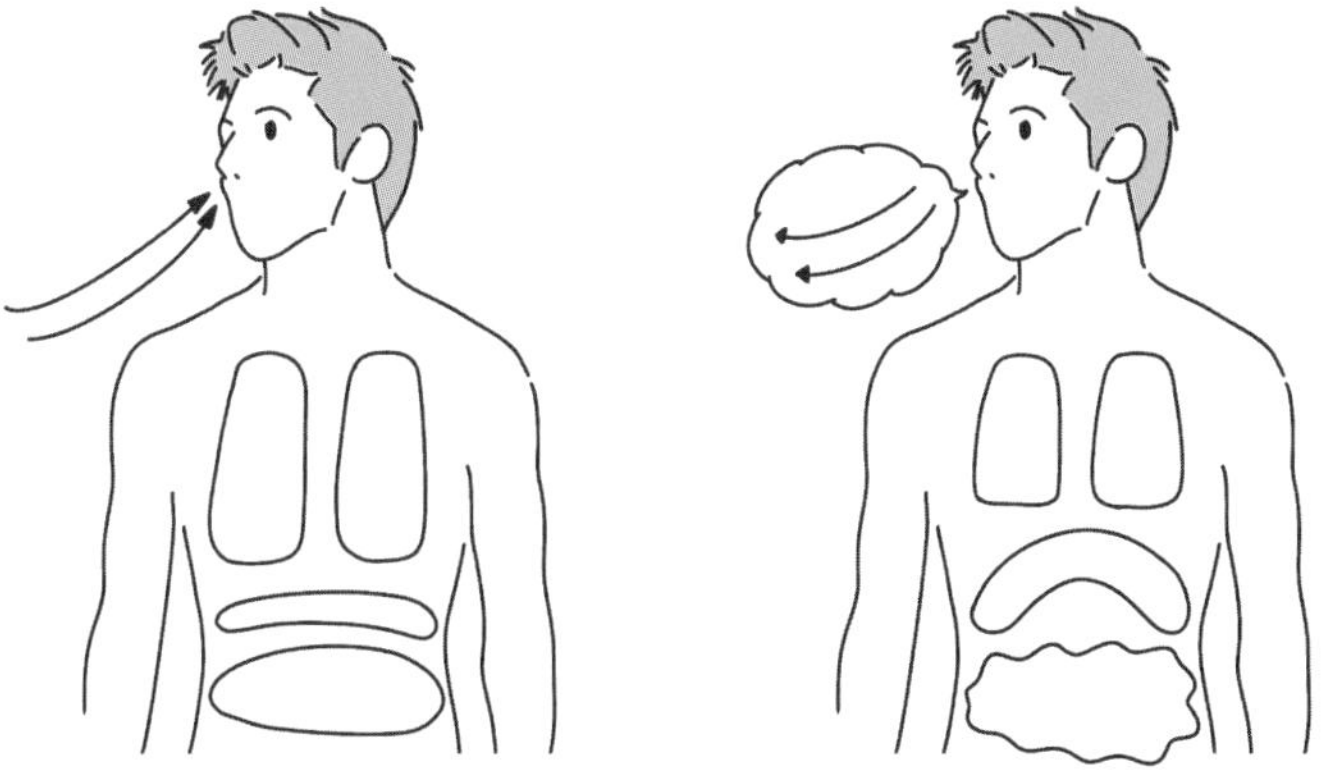

かもしれません。

最初のうちは、何度か練習をしてから呼吸法を開始することをおすすめします。

横隔膜は筋肉なので、深い呼吸により伸縮を繰り返せば鍛えられ、次第に腹式呼吸を楽に行えるようになります。

まずは、これから紹介する、腹式呼吸による呼吸法に共通する5つのポイントをお伝えしましょう。

① 最初に息を吐く

息を吸うことに比べると、息を吐く行為はおざなりになりがちですが、息を吐かなければ十分に空気を取り込むことができません。まずは、息を吐いて肺の中の空気を出し切るところからスタートします。息の吸いすぎにつながるので、「吸わなければ吐けない」という思い込みは捨てましょう。

② 吐く息も鼻から。吸う息よりもゆっくり長く

鼻から吸って口から吐く呼吸法もありますが、私が推奨するのは、鼻から吸って鼻から吐く腹式呼吸。お腹がゆっくりと凹んでいくのを感じながら、鼻からゆっくりと一定のペースで息を吐いてください。

③ 息を吐くときは引き上げるイメージで

腹式呼吸で息を吐くとき、横隔膜と骨盤底筋群が引き上げられますが、押し下げようとしてしまう人がいます。息を吐くときは、肛門→恥骨→ヘソ→横隔膜へとチャックを閉めるように引き上げるイメージで吐きましょう。

④ 呼吸時は舌を上アゴにつける

口呼吸の予防のためです。口を閉じていれば自然と鼻呼吸になるように思えますが、

案外それが難しいのです。舌の位置が下がっていると、気道が狭くなり、口を閉じて鼻呼吸をしていても長続きせず、いつの間にか口呼吸になってしまいます。正しい舌のポジションは、つねに舌が上アゴに密着している状態です。舌が上アゴに密着していれば、気道が十分に広がり、鼻呼吸がしやすくなります。

⑤ 肩の力を抜き、息を吸うことを頑張らない

たくさん息を吸おうとすると肩に力が入り、胸式呼吸になりがちなので注意してください。

根来式呼吸法① 呼吸法の基本「ベース呼吸法」

吐く息を長くするだけのシンプルな呼吸法で、副交感神経にスイッチを入れるための基本の呼吸法になります。

腹式呼吸は横隔膜を刺激することで、副交感神経を優位にし、交感神経を鎮めます。緊張緩和や脳の疲労回復が期待でき、横隔膜のトレーニングにもなります。

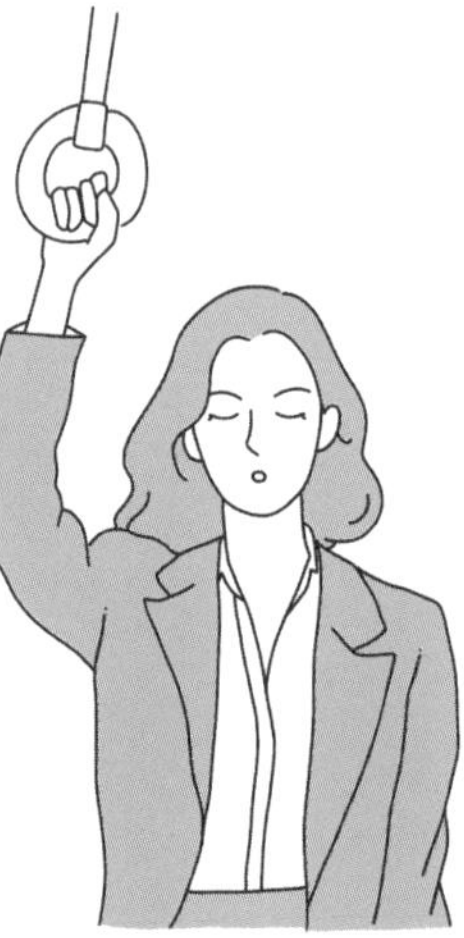

仕事の休憩中や移動中などに習慣的に行うことで、自律神経のトータルパワーを高めることができるでしょう。

①　姿勢を楽にして座り、鼻から息を吐く

立ち姿勢でも構いませんし、ベッドやソファに横になっていてもOKです。

②　お腹を膨らませながら4秒かけて息を吸う

数センチメートルお腹が膨らむようにしっかりと鼻から息を吸い込みます。背中側にも空気が入っているのを感じましょう。慣れないうちは、腹部の動きを意識するために、ヘソの上に手をあてて確認しながら行うと良いでしょう。

③ お腹を凹ませながら8秒かけて息を吐く

肛門→恥骨→ヘソ→横隔膜へとチャックを閉めるように、骨盤底筋群と横隔膜を引き上げながらゆっくりと息を吐きます。

④ ②と③を気分が落ち着くまで繰り返す

根来式呼吸法②
不安やストレスを遠ざける「4・4・8呼吸法」

ストレスを受けると、脳の視床下部が反応し、交感神経が優位の状態になります。心拍数や血圧が上昇し、呼吸は浅くなります。

過度な緊張や不安、イライラを取り除き、交感神経の暴走を抑えたいときに活用してほしいのが、「4・4・8」呼吸法です。「ベース呼吸法」を発展させた呼吸法で、途中で4秒息を止めることで、血中の二酸化炭素濃度を正常に戻します。

重要なプレゼンテーション前に緊張をしているとき、あまりの多忙さにイライラを感じたとき、うまく眠れないときなどに取り入れてみてください。

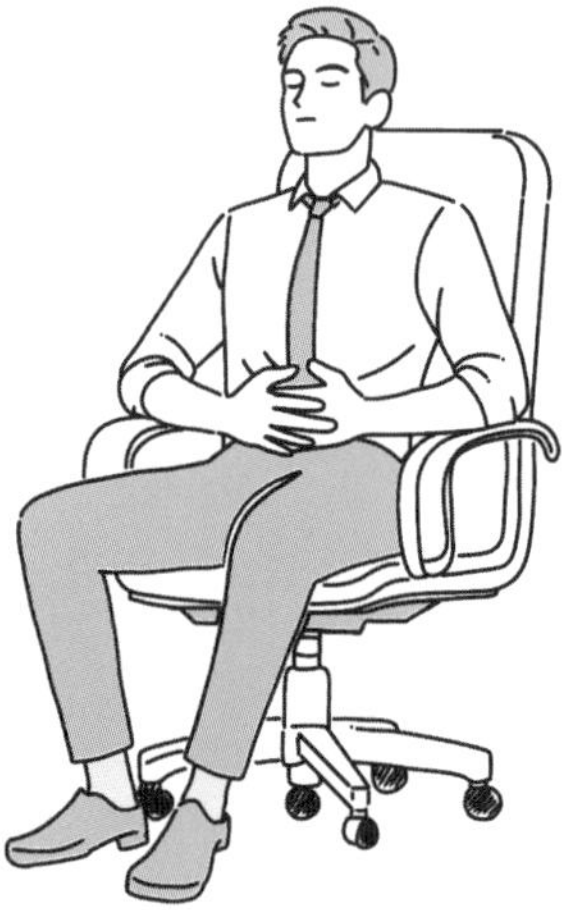

① 楽な姿勢で椅子に座る
椅子に楽な姿勢で座ります。腹部の動きを意識するため、ヘソの上に軽く手を添えます。

② 息を吐き切る
準備として腹式呼吸を2～3回繰り返し、鼻から息を吐き切ります。

③ 4秒かけて息を吸う
数センチメートルお腹が膨らむように、しっかりと鼻から息を吸い込みます。背中側にも空気が入っているのを感じましょう。

④ 4秒息を止める

⑤ 8秒かけて息を吐く

お腹を絞るようなイメージで、ゆっくりと息を吐きます。

⑥　③④⑤を2〜4回繰り返す

根来式呼吸法③
老廃物の排出をスムーズにする「リンパ呼吸法」

休息の質を高めるために、就寝前の習慣にしてほしい呼吸法です。

横隔膜の近くには乳び槽という、全身の約8割のリンパ液が通る場所があります。乳び槽は老廃物がたまっていないときは手の小指ほどの大きさですが、老廃物がたまってくると、こぶし大くらいに膨らみます。

「リンパ呼吸法」は仰向けで膝を立てて行うため、下肢が重力から解放されてリンパが流れやすくなることに加え、乳び槽にほどよい圧力がかかり、リンパの流れがスムーズになります。

就寝前にリンパの流れをスムーズにしておけば、就寝中の老廃物除去の効率が高まります。

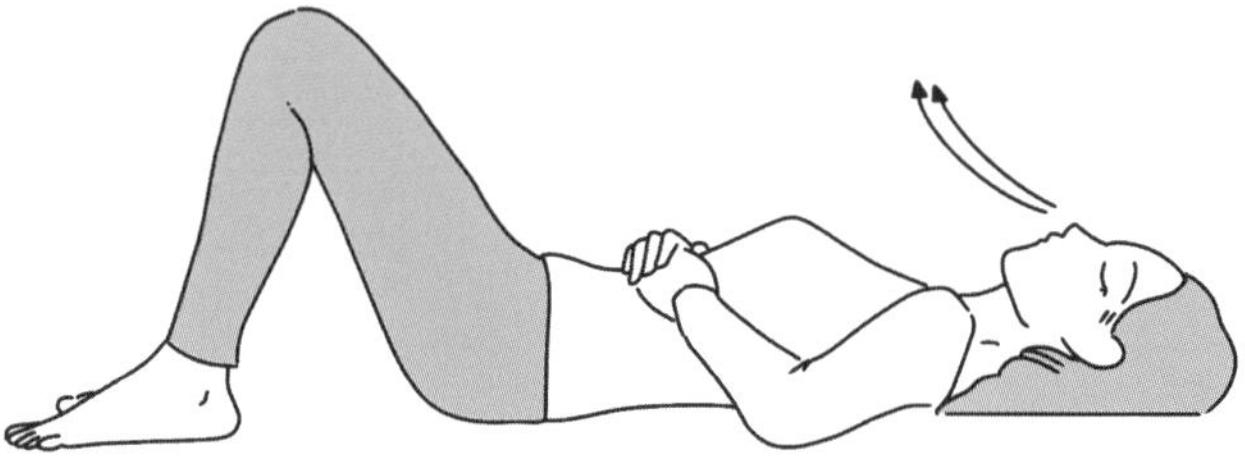

① 仰向けに寝て膝を軽く曲げる
仰向けに寝てリラックスし、膝は軽く曲げて、少しアゴを引きます。アゴが上がってしまうという人は、枕やタオルを使って調整しましょう。お腹に軽く手を添えます。

② 息を吐き切る
まずは鼻から息を吐き切ります。

③ 5秒ほどかけて息を吸う
お腹をしっかりと膨らませながら、鼻から息を吸います。

④ 10秒ほどかけて息を吐く
お腹を凹ませながら、鼻から息を吐きます。

⑤ ③と④を心地好いと感じるだけ繰り

返す

そのまま入眠してしまって構いません。

根来式呼吸法④
中途覚醒してしまったら「10・20呼吸法」

1分間にたった2回だけ呼吸をする深い呼吸法で、就寝中に中途覚醒した際、再度入眠するときにおすすめです。

自律神経を測定できるデバイスで検証したところ、「10・20呼吸法」ができる人は、副交感神経のスイッチが入りやすく、自律神経のトータルパワーも高い傾向があります。

浅い呼吸が習慣化している人は、最初はきついかもしれません。その場合、最初のうちは「6・12」からスタートし、「7・14」「8・16」と少しずつ伸ばしていくといいでしょう。

繰り返すことで呼吸筋が鍛えられ、いずれ楽に「10・20」の長さでできるようになるはずです。

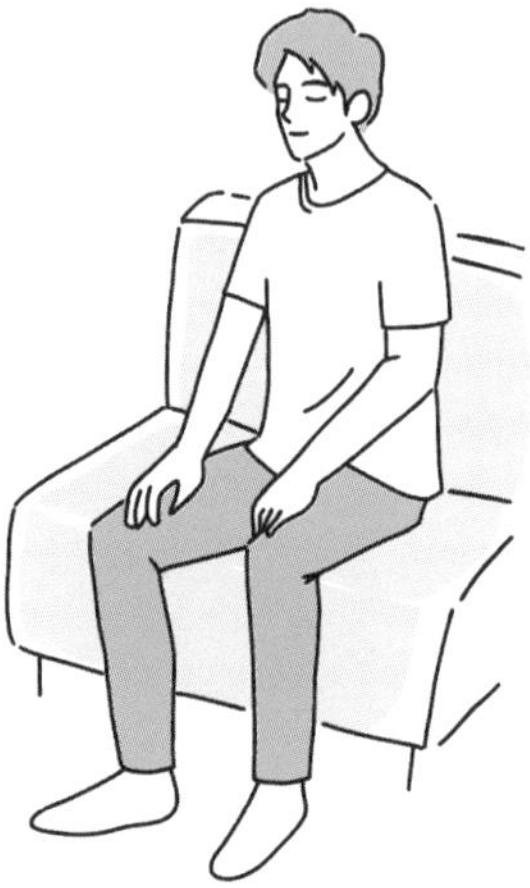

① リラックスできる姿勢で、自然な呼吸を数回繰り返す

中途覚醒したときも、部屋の照明は落としたままにしましょう。もちろん、スマホやタブレットは見ないようにしてください。

② 息を吐き切る

お腹や肛門を絞るような意識をしながら、鼻から息を吐き切ります。

③ お腹を膨らませながら10秒かけて息を吸う

下腹部と肛門の力を抜いて、下腹部をゆっくりと膨らませながら、鼻から息を吸います。

④ 20秒かけて息を吐く
首から胸にかけて、ゆっくり脱力していくと、自然に鼻から息が漏れます。そのまま自然に息を吐いていき、ゆっくりと下腹部と肛門を閉じるようにして、しっかりと息を吐き切ります。
⑤ 眠れるまで③と④を繰り返す

根来式呼吸法⑤ パニック防止や緊張緩和に「5・5・5呼吸法」

アメリカの軍隊や警察では、困難に直面した際のダメージコントロールとして「Tactical Breathing（戦術的呼吸）」が取り入れられています。

「5・5・5呼吸法」は、それと同様の効果が得られるものです。

ストレスフルな状況になったときにすかさず行うことで、心拍数や血圧を下げ、血中二酸化炭素の過度な低下を阻止して、パニックに陥るのを防いでくれます。

また、**慢性的なストレスで呼吸が浅くなっている人の呼吸のトレーニングとしても最適です。**

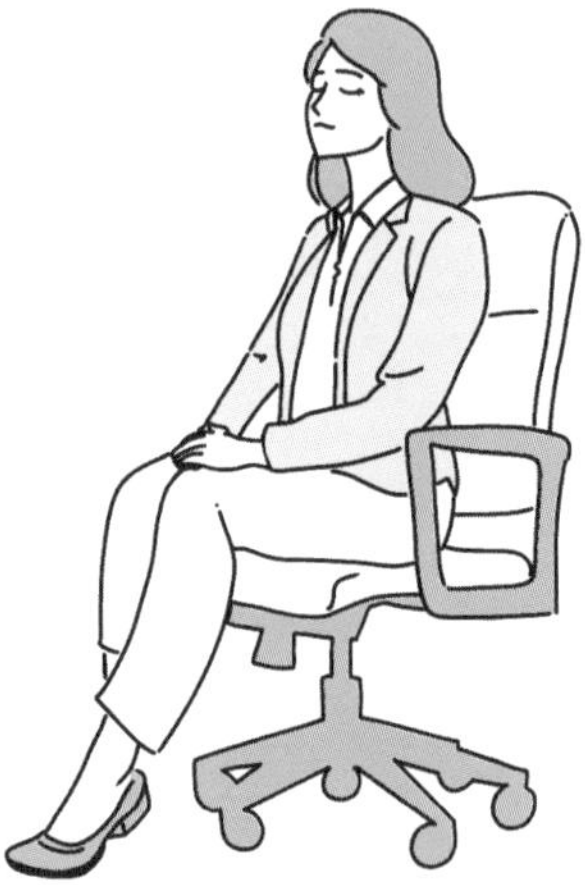

①　楽な姿勢で座る
椅子に座っても、床にあぐらをかいて座っても構いません。
②　息を吐き切る
まずは、鼻から息を吐き切ります。
③　5秒かけて息を吸う
お腹を膨らませながら、5秒かけて鼻から息を吸います。
④　5秒息を止める
⑤　5秒かけて息を吐く
お腹を凹ませながら、5秒かけて鼻から息を吐きます。
⑥　③④⑤を5回繰り返します

根来式呼吸法⑥　集中力を高める「1：1呼吸法」

なんだかやる気が出ない、集中力を高めたい、寝起きでぼーっとしている状態をシャッキリさせたい、そんなときにおすすめの呼吸法です。

最初に速いテンポの胸式呼吸を行って交感神経を上げ、その後、腹式呼吸で副交感神経を上げて、自律神経のバランスをとります。テンションを高めながらも、冷静さを保つことができます。

腹式呼吸が横隔膜を上下に動かす縦の呼吸なら、胸式呼吸は胸郭を左右に広げる横の呼吸です。

腹式呼吸では息を吸う際にお腹が膨らみますが、胸式呼吸ではお腹は平らなままで、動くのは胸郭です。

この呼吸法の手順に入る前に、正しい胸式呼吸のポイントを確認しておきましょう。

胸郭の両脇に手をあてて、いちばん下の肋骨を確認してみてください。

想像していたよりも下の位置にあって驚いた人もいるかもしれません。そこに手をあてたまま、横方向に胸郭を広げることを意識して呼吸をします。息を吸うたびに胸郭が広がり、肋骨の脇と背中側に空気が入るはずですが、両手で胸郭の左右の動きを感じられたでしょうか。

初めのうちは少ししか広がらないかもしれませんが、繰り返しているうちに大きく広げられるようになるはずです。

呼吸中、肩が上下に動いてしまう人は、首や肩の筋肉を使った質の悪い胸式呼吸になっています。

このような呼吸を続けていると、胸郭は柔軟性を失って硬くなり、浅い呼吸しかできなくなってしまいます。

胸郭周辺のストレッチを兼ねて、「1：1呼吸法」を朝の習慣にするのもおすすめです。

① 背すじを伸ばして立つ
姿勢を正して椅子に座っても構いません。

② 息を吐き切る

超休息のための
正しい呼吸法

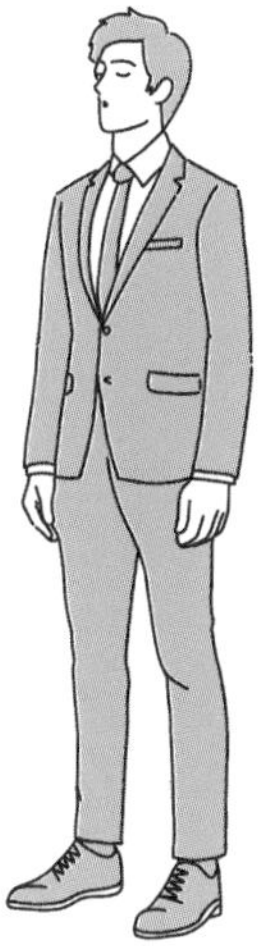

まずは、鼻から息を吐き切ります。
③ 速めの速度で、胸式呼吸で息を吸う
息を吸うのは鼻からです。
④ 鼻から一気に息を吐く
⑤ ③④を4~5回繰り返す
胸式呼吸です。
⑥ お腹を膨らませながら3秒で息を吸う
ここから腹式呼吸に切り替えます。
⑦ お腹を凹ませながら6秒で息を吐く
⑧ ⑥⑦を4~5回繰り返す
腹式呼吸です。

根来式呼吸法⑦
心身が整う「マインドフルネス呼吸法」

近年、日本でも認知が高まり、注目を集めているマインドフルネス。

マインドフルネスとは、意識を〝今〟に向けて、雑念を捨て去り、あるがままを受け入れる心の持ち方のことです。

一種の瞑想法で、ビジネスやスポーツの現場ではパフォーマンスアップの手段として、医療の現場では治療の一環として用いられています。

マインドフルネスの大きな効果として、脳の「デフォルト・モード・ネットワーク」の活動を抑えられるということが挙げられます。

デフォルト・モード・ネットワークは、脳に張り巡らされた回路のことで、安静時でもすぐに脳が働けるように、パソコンでいうスリープモード、自動車に例えるならアイドリング状態を維持するための機能です。

スリープモードでも電気を消費するように、アイドリング状態でもガソリンが使われるように、私たちがぼーっとしているときでも、回路の維持のためにエネルギーが使用されています。

そのエネルギー消費量は、脳全体の80%にもおよぶというデータもあります。このデフォルト・モード・ネットワークの活動を、マインドフルネスによって休ませることができるというわけです。

これは脳の休息につながります。また、深いリラックス状態のときに出現するθ（シータ）波という脳波があるのですが、就寝前に効果的なマインドフルネスが行われると、睡眠中のθ波の出現率が高まるという研究結果があります。

さらに、自律神経を測るセンサーを使って私が行った実験では、マインドフルネス後には明らかに副交感神経が優位になっていました。

そんなマインドフルネス状態へと導く手段が、「マインドフルネス呼吸法」です。

① 背すじを伸ばして座る
仰向けに寝た状態でも構いません
② 目を閉じて、体の感覚に意識を向ける
③ 呼吸はコントロールせずに、あるがままに息を吸い、吐く

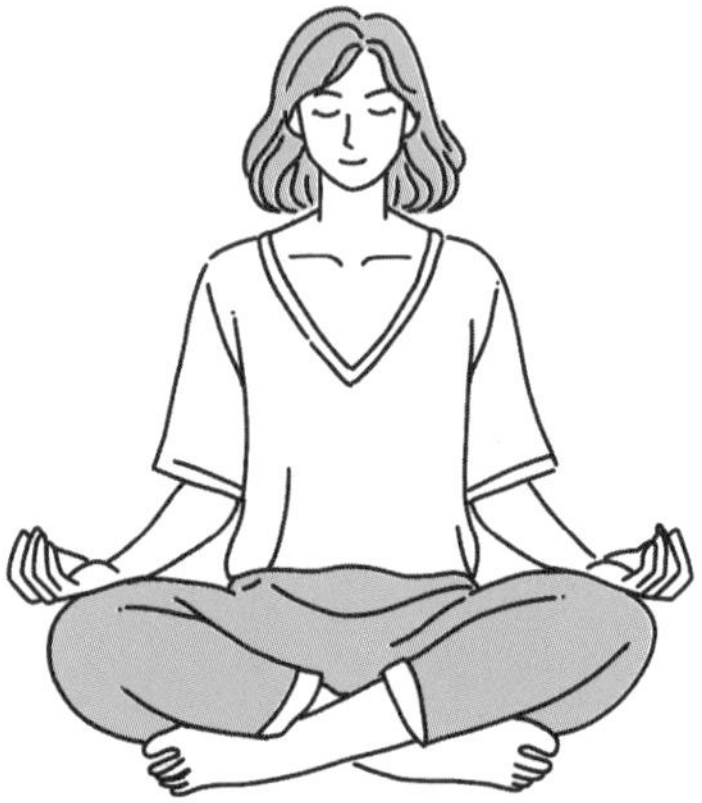

鼻から吸って、鼻から吐きます。空気の出入りや、お腹が膨らんだり縮んだりする動きに意識を集中させます。

④ 雑念を受け流しながら呼吸を繰り返す

もし途中で雑念が湧いてきたら、「今、考えごとをしている」と心の中で確認します。その雑念を風呂敷などに包んでゴミ箱に捨てるイメージをしたあと、また呼吸に意識を戻して、〝今〟に集中し続けます。

余裕が出てきたら、意識を全身に広げ、体の隅々で呼吸しているイメージをしてみましょう。5〜30分、自分のペースで行います。

おわりに

最後まで読んでいただきありがとうございます。
「超休息法」の真髄を理解していただけたでしょうか？

①日々の生活の中に適宜正しい休息を織り込みながら

②みなさん全員の細胞に備わっている時計遺伝子の織り成すサーカディアンリズムを地球の自転に合わせて

③自律神経・ホルモンという2大制御システムを整えつつ

④副交感神経が優位な睡眠を7時間とることで

⑤パフォーマンスアップと体のメンテナンスを同時に達成する戦略的な休息法

それが、「超休息法」です。是非、今日からこのコンセプトを生活のなかに取り入れて、より健康になっていただきたいと思います。

もし、何から始めたらよいか迷った場合は、まずは毎日同じ時間に起床して、生活のなかでストレスのかかる場面で、呼吸法を実践するところから始めてみてください。私の研究室で10年以上かけて開発・研究を重ねてきた、根来式呼吸法は、必ず「超休息法」における大きな武器になるものと思います。

そして、ちょっと心に余裕ができたなら、どんなかたちでもよいので、1日トータル1万歩のウォーキングをしつつ、3食しっかりとるようにしてください。

そのノウハウは読んでいただいたとおりですが、食事、運動、睡眠のとり方などを記した各章は、私の研究室での研究成果や世界中のエビデンスをもとに、最先端の正しい知識をわかりやすくまとめたものです。

これらはどれも、「超休息法」を生活に溶け込ませて、その効果を体感していただく際に不可欠な知識なので、本書をかたわらに置いて、少しずつでも生活に取り入れ、みなさんそれぞれに合った「超休息法」を完成していただければと思います。

最近では、脳を保護するために脳幹細胞には休息が必要という報告や、細胞内のタンパク質製造工場であるリボソームが途中で休息することで、異常なタンパク質蓄積によって引き起こされるストレスを効率的に解消しているという報告など、細胞レベルでも休息の重要性に関する研究結果が次々と報告されています。

〝命の回数券〟と呼ばれるテロメアも、適度な休息によるストレス解消が保護的に働き、老化予防につながることがわかっています。

私の研究室では、そのテロメアと休息に関する研究を応用することで、新型コロナウイルス治療薬のメカニズム発見につなげ、２０２１年に国際的医学誌「Expert review of anti-infective therapy」に発表することもできました。

人は遺伝子、細胞レベルから考えても、つねに働き続けることはできず、効果的に休息をとることが、逆にパフォーマンスを上げることにつながるということです。

本書を上手に活用し、みなさん自身の「超呼吸法」をアレンジして生活の一部にすることで、健康で、充実していながらリラックスした、楽しい毎日を過ごしてください。

根来　秀行

二〇二四年五月

Dedicated to

Hisao, Chiwako, Yoshie, Akiko, Machiko, Nicolas, Timothēe and Alexandre Negoro,Tatsuya Karibe, Fumito Kouzu , Barry Brenner, Joseph Bonventre, Bradley Denker, Jeremy Duffield, Jing Zhou, Martin Pollak, Vijay Yanamadala, Mohammed Razzaque, Christos Chatziantoniou, Stefanos Kales, Charles Czeisler, Jeanne Duffy, Leonard Guarente, David Sinclair, Jack Szostak

参考文献リスト

1. H Negoro, R Kobayashi. A Workcation Improves Cardiac Parasympathetic Function during Sleep to Decrease Arterial Stiffness in Workers. HEALTHCARE 10(10) 2022
2. H.Negoro et al. Inhibition of hydroxymethylglutaryl-coenzyme a reductase reduces Th1 development and promotes Th2 development. Circulation Research 93(10) 948-56 2003
3. H.Negoro et al. Endogenous prostaglandin D2 synthesis reduces an increase in plasminogen activator inhibitor-1 following interleukin stimulation in bovine endothelial cells. Journal of hypertension 20(7) 1347-54 2002
4. H.Negoro et al. Endogenous prostaglandin D(2) synthesis decreases vascular cell adhesion molecule-1 expression in human umbilical vein endothelial cells. Life sciences 78(1) 22-9 2005
5. H.Negoro et al. H_2O_2 activates G protein, α 12 to disrupt the junctional complex and enhance ischemia reperfusion injury. Proceedings of the National Academy of Sciences of the United States of America 109(17) 6680-5 2012
6. H.Negoro et al. Galpha12 regulates protein interactions within the MDCK cell tight junction and inhibits tight-junction assembly. Journal of cell science 121(Pt 6) 814-24 2008
7. H Negoro. Effect of Aerobic Exercise Training Frequency on Arterial Stiffness in Middle-Aged and Elderly Women. The Journal of Physical Therapy Science, 2022;34, 347-352.
8. S. Frank, et. al. In vitro efficacy of a povidone-iodine nasal antiseptic for rapid inactivation of SARS-CoV-2. JAMA Otolaryngol Head Neck Surg, 2020, 146, 11, 1054- 1058, November, 2020.
9. N. V. Doremalen, et al. Aerosol and surface stability of SARS-CoV-2 as compared with SARS-

CoV-1. New Engl J Med, 382, 16, 1564-1567, April 16, 2020.
10. M. Riediker, et al. Estimation of viral aerosol emission from simulated individuals with asymptomatic to moderate coronavirus disease 2019. JAMA Network Open, 2020;3(7)
11. A. W. H. Chin, et al. Stability of SARS-CoV-2 in different environment conditions. Lancet Microbe, 2020, April 2, 2020.
12. V. Stadnytskyi, et al. The airborne lifetime of small speech droplets and their potential importance in SARS-CoV-2 transmission. PRNS, 117, 22, 11875-11877, June 2, 2020.
13. A. Sariol et al. Lessons for COVID-19 Immunity from Other Coronavirus Infections. Immunity. 2020 Aug 18;53(2):248-263
14. E. Stephen-Victor et al. Potential of regulatory T-cell-based therapies in the management of severe COVID-19. Eur Respir J Sep;56(3) 2020
15. N. Mangalmurti et al. Cytokine Storms: Understanding COVID-19. Immunity 53, July 14, 2020
16. H Kim et al. COVID-19 illness in relation to sleep and burnout. bmjnph 22 March, 2021
17. M. L. Bastos, et. al. Diagnostic accuracy of serological tests for covid-19: systematic review and meta-analysis. BMJ 2020;370:m2516, July 1, 2020.
18. L. Kuri-Cervantes, et. al. Comprehensive mapping of immune perturbations associated with severe COVID-19. Science Immunol, July 15(first release), 2020.
19. The relaxation effect of prolonged expiratory breathing. Komori T. Ment Illn. 2018 May 16;10(1):7669.
20. Vagal Mediation of Low-Frequency Heart Rate Variability During Slow Yogic Breathing. Kromenacker BW, Sanova AA, Marcus FI, Allen JJB, Lane RD. Psychosom Med. 2018 Jul/

Aug;80(6):581-587.

21. One difference between endurance athletes and non athletes is decreased ventilatory responsiveness to hypoxia (low oxygen) and hypercapnia (higher carbon dioxide).” Scoggin CH, Doekel RD, Kryger MH, Zwillich CW, Weil JV. Familial aspects of decreased hypoxic drive in endurance athletes. J Appl Physio. 1978 Mar;44(3):464-8.
22. Breath holding endurance: stability over time and relationship with self-assessed persistence. Heliyon 3 (2017) e00398. Daisy G.Y. Thompson-Lakea,*, Richard De La Garza 2nd, Peter Hajeka
23. The relationship between exercise capacity and different functional markers in pulmonary rehabilitation for COPD. Maria Kerti, Zsuzsanna Balogh, Krisztina Kelemen, Janos T Varga. International Journal of COPD 2018:13 717-724
24. Mindfulness practice leads to increases in regional brain gray matter density. H lzel BK, Carmody J, Vangel M, Congleton C, Yerramsetti SM, Gard T, Lazar SW. Psychiatry Res. 2011 Jan 30;191(1):36-43.
25. Russo MA, Santarelli DM, O’Rourke D. The physiological effects of slow breathing in the healthy human. Breathe (Sheff) 2017;13:298-309. 2.
26. Martarelli D, Cocchioni M, Scuri S, et al. Diaphragmatic breathing reduces postprandial oxidative stress. J Altern Complement Med. 2011;17;623-8.
27. Red blood cell pH, the Bohr effect, and other oxygenation-linked phenomena in blood O_2 and CO_2 transport. Jensen FB. Acta Physiol Scand. 2004 Nov;182(3):215-27. Review.
28. Ryota Kobayashi, Hideyuki Negoro. Regular Intermittent Aerobic Exercise Reduces Arterial Stiffness Associated with Postprandial Hyperglycemia in Middle-Aged and Older Individuals.

BioMed, 2024;4(1), 39-49.
29. Hideyuki Negoro. Acute Effects of the 4-4-8 Breathing Technique on Arterial Stiffness in Healthy Young Men. Cardiology Journal, 2024
30. Ryota Kobayashi, Hideyuki Negoro. Habitual isomaltulose intake reduces arterial stiffness associated with postprandial hyperglycemia in middle-aged and elderly people: a randomized controlled trial. Heart and Vessels, 2024;39, 123-134.
31. Ryota Kobayashi, Hideyuki Negoro. Acute Effects of Spontaneous Slow Breathing and Prohibition of Media Device use on Cardiac Autonomic Function and Blood Pressure during Sleep in Young Men. Global Journal of Medical Research, 2023;23, 7.
32. Hideyuki Negoro, Christos Chatziantonio, Mohammed S Razzaque. Therapeutic potential of 5-aminolevulinic acid and sodium-ferrous citrate for viral insults: relevance to the COVID-19 crisis. Expert review of anti-infective therapy 1-5 2021

根来秀行（ねごろ・ひでゆき）
1967年、東京都生まれ。医師、医学博士
ハーバード大学医学部客員教授（Harvard PKD Center Collaborator, Visiting Professor）、ソルボンヌ大学医学部客員教授、奈良県立医科大学医学部客員教授、信州大学特任教授、東京大学客員上級研究員、高野山大学客員教授・評議員、事業構想大学院大学教授。専門は内科学、腎臓病学、抗加齢医学、睡眠医学など多岐にわたり、最先端の臨床、研究、医学教育の分野で国際的に活躍中。2012年に急性腎不全の仕組みの一部を解明し、『PNAS（米国科学アカデミー紀要）』に発表、NHKなどのテレビ、新聞各紙をはじめ、各種メディアでトップニュースとして報道される。2021年コロナ治療薬のメカニズムを発見し、英医学誌に発表、国際的なニュースとなる。現在、臨床治験も進行中。おもな著書に『ハーバード＆ソルボンヌ大学根来教授の超呼吸法』『ハーバード＆ソルボンヌ大学 Dr. 根来が教えるストレスリセット呼吸術』（ともにKADOKAWA）、『「毛細血管」は増やすが勝ち！』（集英社）、『老化は予防できる、治療できる』（ワニブックス）などベストセラー多数。

構　成　神津文人
装　丁　坂井栄一（坂井図案室）
イラスト　ゲンジタカハシ
校　正　月岡廣吉郎　安部千鶴子（美笑企画）
組　版　キャップス
編　集　苅部達矢

ハーバード＆ソルボンヌ大学ドクターが教える！
超休息法

第１刷　2024年5月31日

著　者　根来秀行
発行者　小宮英行
発行所　株式会社徳間書店
〒141-8202　東京都品川区上大崎3-1-1
目黒セントラルスクエア
電　話　編集（03）5403-4344／販売（049）293-5521
振　替　00140-0-44392

印刷・製本　株式会社広済堂ネクスト

ISBN978-4-19-865736-9